U0246116

肾积水问答
——科普教育手册

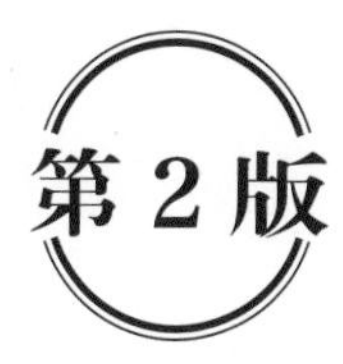

QUESTION AND ANSWER FOR HYDRONEPHROSIS
POPULAR SCIENCE EDUCATION MANUAL

主　　审　郭应禄　周利群
主　　编　李学松　杨昆霖　李志华
副 主 编　张　鹏　朱宏建　谷亚明　贯　华　杜毅聪
主编助理　谭晓辉　何宇辉　李新飞
插　　画　孟　畅　马新颖
编　　者　（以姓氏笔画为序）

王　冰　王　祥　王　鹤　王国立　尹　路　左　炜
左　超　占云路　田　泰　朱伟杰　朱宏建　刘　佳
刘　靓　刘红雷　刘春林　关　豹　杜毅聪　李　爽
李一帆　李志华　李学松　李振宇　李新飞　李德润
杨昆霖　吴宇财　何宇辉　谷亚明　汪　鹏　张　雷
张　鹏　张　霄　张一鸣　张梁灏　张登翔　张曦才
陈仁宗　陈思鹭　陈昶甫　郑蒙蒙　贯　华　夏漫城
钱立霞　徐　辉　徐丽清　翁　迈　高文治　高晶晶
郭璇骏　陶子豪　黄　晨　黄亦巍　黄炳伟　梁文立
彭意吉　韩阳军　韩冠鹏　谢家馨　谢旖静　谭晓辉
熊盛炜　樊书菠　穆　莉

人民卫生出版社
·北　京·

图书在版编目（CIP）数据

肾积水问答：科普教育手册 / 李学松，杨昆霖，李志华主编. — 2版. — 北京：人民卫生出版社，2024.5
ISBN 978-7-117-36270-2

Ⅰ. ①肾… Ⅱ. ①李… ②杨… ③李… Ⅲ. ①肾积水 - 防治 - 问题解答 Ⅳ. ①R692.2-44

中国国家版本馆 CIP 数据核字（2024）第 093818 号

肾积水问答——科普教育手册
Shenjishui Wenda——Kepu Jiaoyu Shouce
第 2 版

主　　编：李学松　杨昆霖　李志华
出版发行：人民卫生出版社（中继线 010-59780011）
地　　址：北京市朝阳区潘家园南里 19 号
邮　　编：100021
E - mail：pmph @ pmph.com
购书热线：010-59787592　010-59787584　010-65264830
印　　刷：人卫印务（北京）有限公司
经　　销：新华书店
开　　本：710 × 1000　1/16　　**印张：**14
字　　数：182 千字
版　　次：2020 年 4 月第 1 版　　2024 年 5 月第 2 版
印　　次：2024 年 6 月第 1 次印刷
标准书号：ISBN 978-7-117-36270-2
定　　价：98.00 元
打击盗版举报电话：010-59787491　E-mail：WQ @ pmph.com
质量问题联系电话：010-59787234　E-mail：zhiliang @ pmph.com
数字融合服务电话：4001118166　E-mail：zengzhi @ pmph.com

主编简介

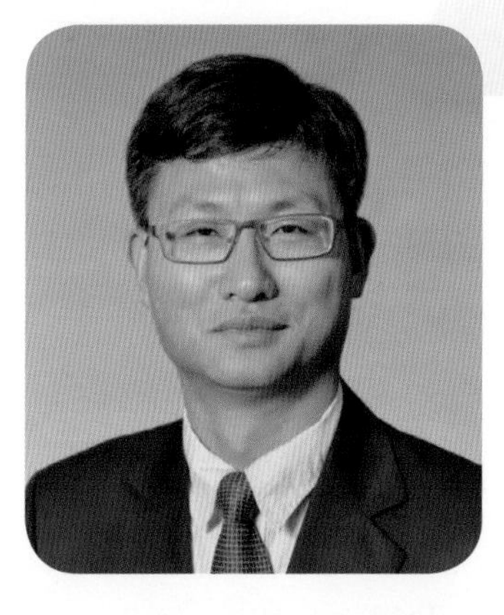

李学松

北京大学第一医院泌尿外科主任、主任医师、教授，北京大学医学部博士研究生导师，博士后导师。北京大学泌尿外科医师培训学院副院长，北京大学第一医院泌尿外科上尿路修复专业组组长，北京泌尿内腔镜博物馆馆长。中国医师协会泌尿外科医师分会委员兼副总干事，中华医学会泌尿外科学分会机器人学组委员兼副秘书长，中国医师协会泌尿外科医师分会修复重建学组副组长，中国医师协会泌尿外科医师分会上尿路修复协作组组长，中国医师协会泌尿外科医师分会数字与人工智能学组副组长，中国医师协会毕业后医学教育外科（泌尿外科方向）专业委员会副主任委员，中国医师协会医学机器人医师分会委员，中国医师协会循证医学专业委员会第五届委员会外科学组委员，中国抗癌协会泌尿男生殖系肿瘤专业委员会微创学组委员，北京医学会泌尿外科学分会青年委员会副主任委员，北京医学会泌尿外科学分会尿路修复与重建学组副组长，北京癌症防治学会泌尿肿瘤专业委员会主任委员，亚洲机器人泌尿外科学会临床研究委员会委员。

专业方向为泌尿系肿瘤和输尿管疾病的外科手术、临床转化及基础研究，主持尿路上皮癌领域多项国家级及省部级课题项目，擅长复杂疑难的肾脏、输尿管及膀胱修复重建及泌尿系肿瘤的开放、腹腔镜和机器人手术，创新改良多项手术技术，是中国上尿路修复领域年轻一代的开拓者和领军人物。目前在中英文杂志发表了330余篇论文，以第一或通信作者发表SCI论文180余篇，获得国家实用新型专利13项，参编或编译泌尿外科专业书籍23部，主译书籍6部，主编书籍7部。

主编简介

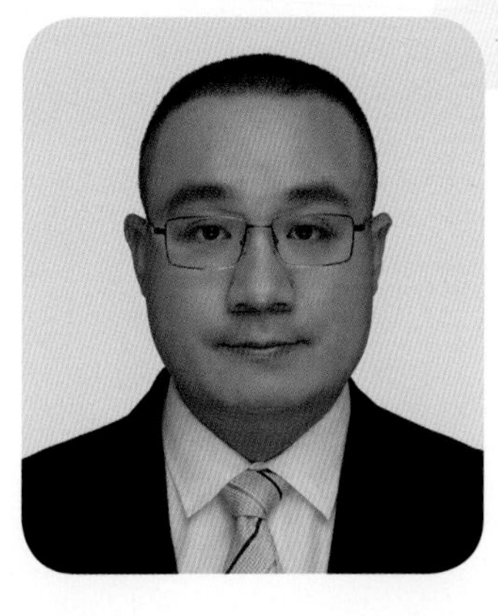

杨昆霖

毕业于北京大学医学部，医学博士，现为北京大学第一医院泌尿外科主治医师。博士期间曾多次获得北京大学及北京大学医学部奖励，获“北京市优秀毕业生”及“北京大学优秀毕业生”称号。2019 年获“北京大学十佳住院医师”称号。师从我国泌尿外科专家周利群教授及李学松教授。长期致力于泌尿外科常见疾病的诊治，博士期间，主攻肾积水及输尿管相关疾病（肾盂输尿管连接部狭窄、巨输尿管等）的诊治。在输尿管重建手术方式的研究方面积累了较为丰富的临床知识，相关研究论文曾发表在泌尿外科知名杂志 *European Urology*、*Urology* 等。

目前担任北京医学会泌尿外科学分会尿路修复与重建学组秘书组成员，*World Journal of Urology*、*World Journal of Surgical Oncology*、*Turkish Journal of Urology*、*Journal of International Medical Research*、*BMC Urology*、*Journal of Robotic Surgery* 审稿人，《中国功能泌尿外科杂志》编委。

主编简介

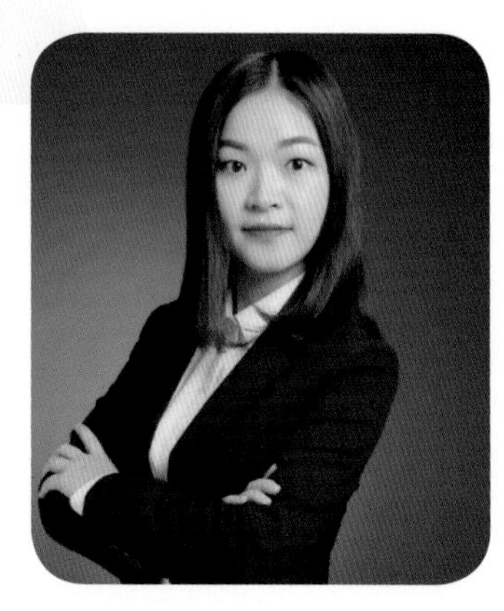

李志华

北京大学第一医院泌尿外科副主任护师。

参与李学松教授上尿路修复医护一体化团队和上尿路尿路上皮癌医护一体化团队。参与发表 SCI 论文、中文核心论文 50 篇，其中第一作者、共同第一作者或通信作者发表论文 18 篇（SCI 论文 14 篇、中文核心论文 4 篇）。获批实用新型专利 5 项，其中第一发明人 1 项。参编或编译泌尿外科专业书籍 5 部。协助负责国产机器人康多机器人泌尿外科研发系列项目的全程管理。目前承担院级课题一项。曾获 2023 年中国医院协会医院科技创新奖技术进步奖、2022 年北京医学科技奖一等奖、北京大学第一医院先进个人等奖项。

第2版　序

医疗技术日新月异，怎样以浅显、通俗易懂的方式，让公众接受复杂难懂的科学知识，是当今医学的重要命题。目前有很多外科医师手术做得很漂亮，患者恢复得很好，但是患者却并不十分满意。一方面，是由于患者对自身疾病认识不到位，缺乏了解自身疾病的途径与方式；另一方面，是由于外科医师的表达能力不足，在医学问题的理解与通俗易懂的表达之间没把握住平衡。因此，医学知识的科普不应该是公众被动地接受，而应该是广大医务工作者主动肩负起的责任。这就是吴阶平院士所说的，医师要掌握“服务的艺术”。

《肾积水问答——科普教育手册》第2版系统地讲述了肾积水及上尿路修复相关科普知识，从病因到诊断，从治疗到随访等。各方面内容均有涉及，内容充实，采用了大量图片和表格，言简意赅，形象生动，汇聚了北京大学泌尿外科研究所的集体智慧，体现了北京大学第一医院泌尿外科不断创新的理念，是一本很好的医学科普精品。本书第1版出版后在肾积水患者中广泛流传，产生了积极的社会效应，造福了广大患者。现代医学更新迭代迅速，李学松主任本着对患者负责的态度，带领团队对本书进行修订，与时俱进地把最新的医学知识呈现给大家。

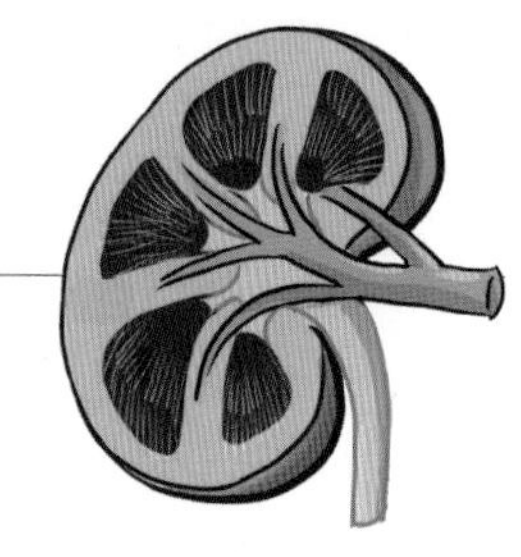

本书的编者主要由北京大学第一医院泌尿外科上尿路修复团队成员组成。他们之中有经验丰富的专家学者，也有长期工作在临床、教学一线的科室青年骨干。全书最后经过李学松主任的整体把关，力求表达准确，言简意赅，把患者最想了解的内容展现给大家。

希望这本书能为肾积水患者提供帮助。

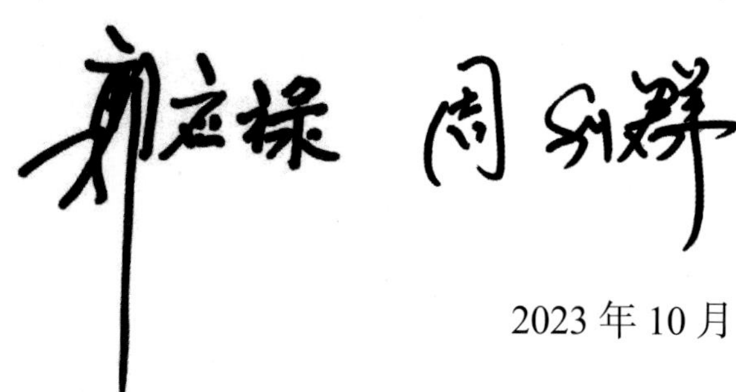

2023 年 10 月

第 2 版　前言

随着我国社会经济的发展和人口老龄化的不断加剧，公众的健康意识逐渐增强，人们对于医学知识的需求也越来越高。医师作为与疾病斗争的第一线战士，有必要也有义务将专业的医学知识转化为通俗易懂的形式普及给大众，提高社会对医学知识的认知，促进公众形成健康、文明、科学的生活方式。

北京大学第一医院泌尿外科是新中国泌尿外科事业的发源地和先行者。于 1946 年建立专业，创始人为吴阶平院士。1989 年起至今，本学科一直为教育部国家重点学科，也是北京大学第一医院重点支持的学科和中央保健基地的组成部分。涌现出包括郭应禄院士、周利群主任、何志嵩主任、李学松主任等一大批全国知名泌尿外科专家。其中李学松主任主攻上尿路修复及泌尿系肿瘤方向，对于复杂疑难的肾脏、输尿管、膀胱修复重建和泌尿系肿瘤的腹腔镜及达芬奇机器人手术具有较高的造诣，完成了上千例高难度上尿路修复手术，其中包括世界首例完全腹腔镜下双侧回肠代输尿管联合回肠膀胱扩大术，给众多肾积水患者拔除了长期体外造瘘管或体内支架管，使其回归正常人的生活。

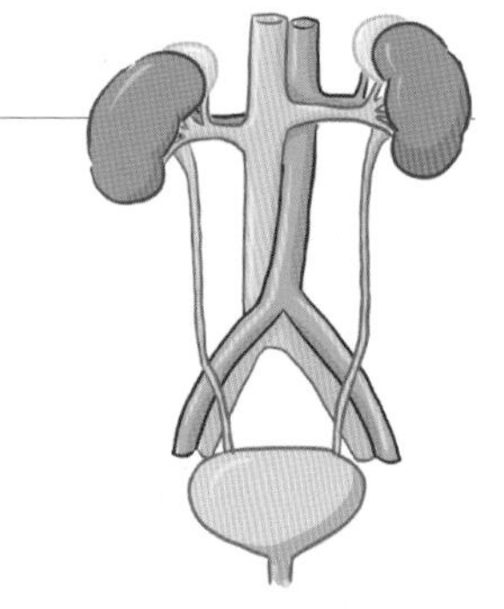

作为国内第一本专门针对上尿路积水的专业科普读物，《肾积水问答——科普教育手册》出版后深受大众和患者的好评，在全国范围内销量喜人，并获评 2021 年度“医界好书提名奖之“医学科普类”书籍。然而，第 1 版的部分内容已不再适应目前的临床需求，亟待完善。李学松主任及其上尿路修复团队以认真严谨的态度完成了第 2 版的修订工作。本书在修订过程中，参考了大量国内外著作和资料，力求用简洁易懂的语言把医学专业知识体现出来。本书许多插图由马新颖老师及孟畅同学亲手绘制，使得抽象的医学知识得以生动展示，在此表示感谢。限于本书的篇幅和撰写时间等因素，错漏在所难免，恳请各位读者批评指正。

感谢人民卫生出版社对本书出版的鼎力支持！

最后，希望本书能够给广大饱受肾积水疾病所带来痛苦的患者提供一定的帮助，为祖国卫生事业的科普工作贡献出应有力量。

2023 年 10 月

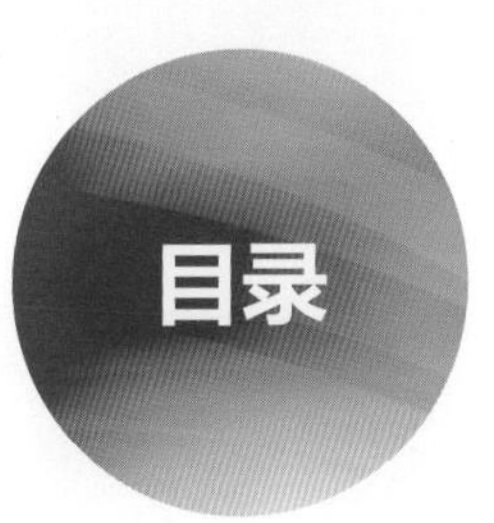

目录

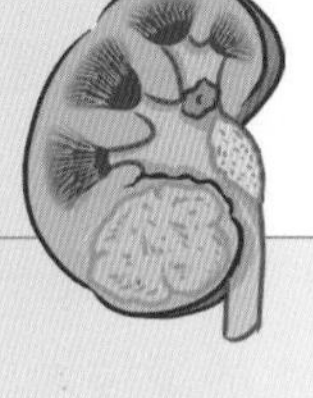

第一章 病因症状

人的泌尿系统由什么组成？ 2

泌尿系统有什么功能？ 3

什么是肾积水，为什么会有肾积水？ 5

肾积水的分类和程度 7

肾积水有哪些症状？ 10

长期肾积水会带来哪些危害？ 12

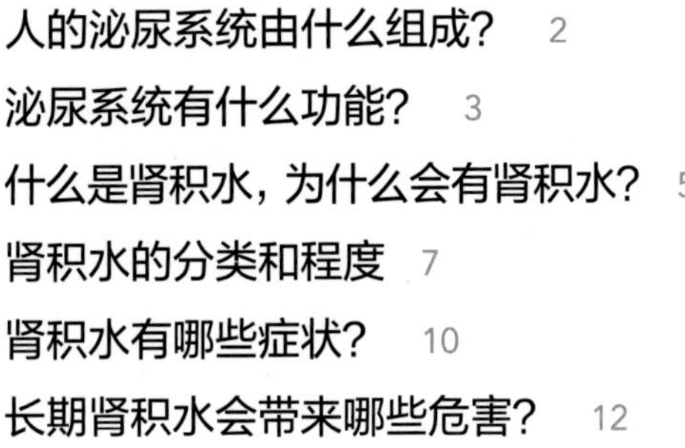

2

第二章

检查诊断

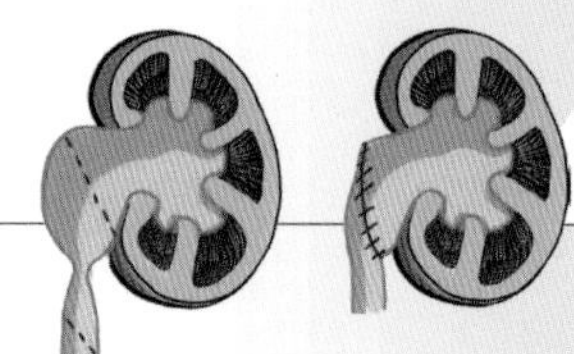

出现肾积水时需要做哪些检验和检查？为什么？ 16

肾积水患者抽血要关注的指标 19

B 超，简单又实用的工具 22

CT 尿路成像 + 三维重建——肾积水评估的利器 25

磁共振泌尿系水成像技术与 CT 尿路成像有什么区别 30

尿路造影的作用和意义 33

什么是经皮肾造瘘术的顺行尿路造影？ 36

为什么还要做逆行尿路造影？ 38

什么时候需要进行联合造影检查？ 41

什么是上尿路影像尿动力学检查？ 43

肾动态显像是什么？ 47

基因检测在肾积水诊断中的应用 50

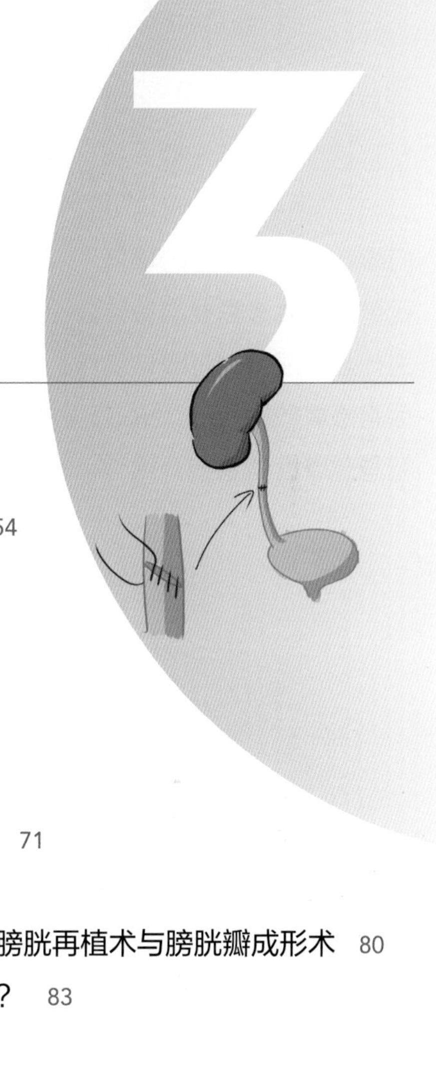

第三章

治疗

肾积水的治疗原则，保守还是手术？ 54
为什么手术后还有肾积水？ 57
不同治疗方式的选择与比较 59
输尿管支架管的原理与应用 62
为什么有些人要先做肾造瘘术？ 66
肾造瘘术后流程化方案 69
腔内治疗——内镜：球囊扩张与内切开 71
手术，选腹腔镜还是机器人？ 74
直接修复：肾盂输尿管成形术、输尿管膀胱再植术与膀胱瓣成形术 80
补片与重建——阑尾？口腔黏膜？回肠？ 83
其他的治疗方法 87
术前术后的饮食与下地活动 89
进入手术室前需要完成哪些准备？ 92
手术室知多少？ 94
术后的管道护理 97
出院后注意事项 100

第四章 就诊与复诊

门诊就诊需要注意的事项 104
代替患者就诊需要准备什么 107
为什么要配合做好随访工作 110
尿路修复数据库的介绍 112
智慧健康管理系统介绍 115

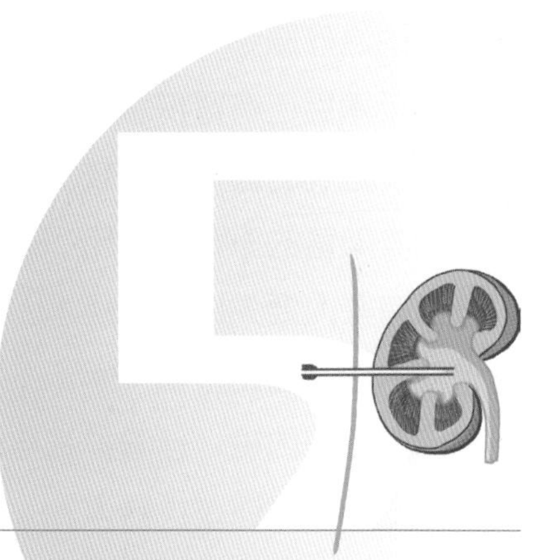

第五章 典型事例

肾盂输尿管连接部梗阻导致肾积水
——微创腹腔镜肾盂成形术 118
马蹄肾肾积水的微创手术治疗 124
球囊扩张能解决输尿管狭窄的问题吗？ 128
肾盂输尿管连接部梗阻合并肾结石
——肾盂成形联合取石术 131

肾盂输尿管连接部梗阻二次成形——难度加大的肾盂瓣成形术 134
巨输尿管导致肾积水——内镜下球囊扩张术的运用 139
子宫内膜异位症相关输尿管狭窄的治疗——再植手术 143
膀胱输尿管反流的治疗——输尿管膀胱再植手术 146
钬激光碎石术后输尿管狭窄——利用膀胱瓣自体材料修复 150
输尿管切开取石术后肾积水——舌黏膜巧妙修复受损输尿管 154
长段输尿管狭窄——膀胱瓣腰大肌悬吊联合回肠代输尿管重建 157
盆腔脂肪增多症的外科治疗 160
为什么结核肾需要切除 164
膀胱挛缩怎么办——膀胱扩大术 167
肾盂旁囊肿的治疗方法 171
无功能肾怎么治疗？ 174
重复肾的综合治疗 177
腹膜后纤维化的内外科结合治疗 181
外伤致输尿管损伤或狭窄 185
输尿管息肉的治疗 188
结石术后的阑尾补片治疗 191
放疗后双侧输尿管狭窄的治疗新希望——回肠代双侧输尿管术 195
清宫术后“受伤”的输尿管
——回肠代输尿管联合膀胱腰肌悬吊术 199
骨髓移植后肾积水的治疗 202

第一章

病因症状

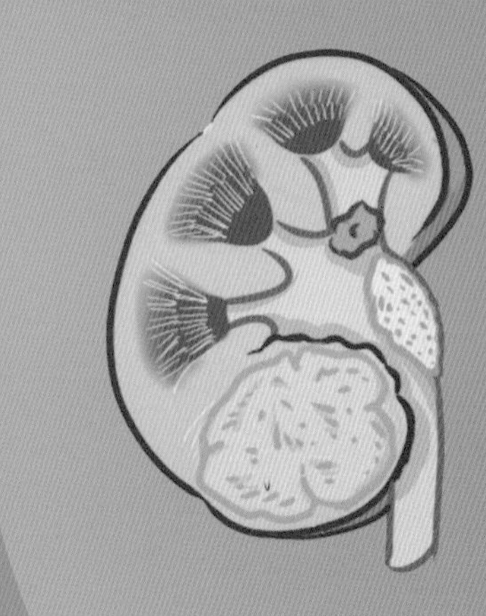

人的泌尿系统由什么组成?

- 人是一个复杂的整体，泌尿系统是众多系统之一，所有系统相互配合，形成一个完整的整体。
- 医学上将人体分泌、储存、排泄尿液的组织和器官统称为泌尿系统，人的泌尿系统主要由肾脏、输尿管、膀胱、尿道及其附属组织组成。

正常人体的泌尿系统由两个肾脏、两条输尿管、一个膀胱和一条尿道组成。

肾脏的实质部分是人体尿液形成的地方。人体各部分的代谢废物经过血液运输抵达肾脏，通过肾脏的血液滤过作用形成尿液。

肾脏产生的尿液经输尿管流入膀胱暂时贮存，当尿液达到一定数量后，经尿道排出体外。任何一个相关的器官或组织出现问题都会造成泌尿系统疾病。

所谓的肾积水，指的是积蓄在肾脏内部的尿液，而非传统意义上的“水”。

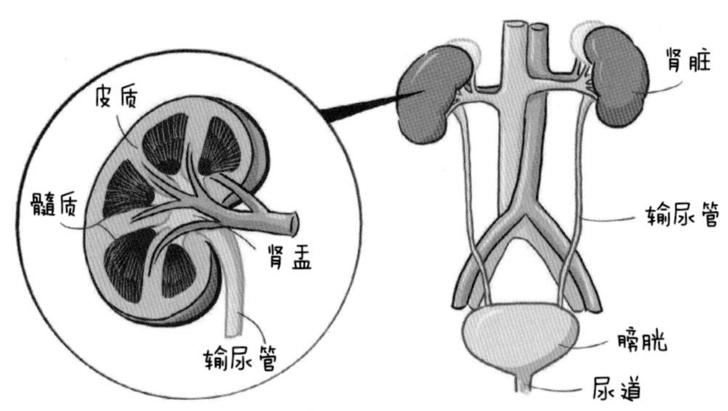

图 1-1　人体泌尿系统的组成

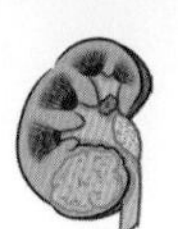

泌尿系统有什么功能?

- 泌尿系统的基本功能是形成、输送、储存和排泄尿液，维持人体水的平衡，使得人体水含量适宜。
- 排出人体的代谢物质和有毒物质，将人体不需要甚至有害的物质排出体外，从而维持人体正常的生理活动。
- 维持人体的酸碱平衡，通过尿液排出人体在各种代谢过程产生的酸性物质，同时可重吸收碳酸氢盐，控制酸性和碱性物质排出量的比例。
- 合成分泌内分泌物质，调节人体的生理功能。

泌尿系统的基本功能是形成、输送、储存和排泄尿液，是人体排泄代谢废物的“下水道”。

肾脏负责形成尿液，输尿管负责将肾脏形成的尿液输送到膀胱，膀胱对来自肾脏的尿液进行暂时储存，达到一定容积后，尿液通过尿道排出体外。

泌尿外科医师被称为“人体的下水道修理工”。

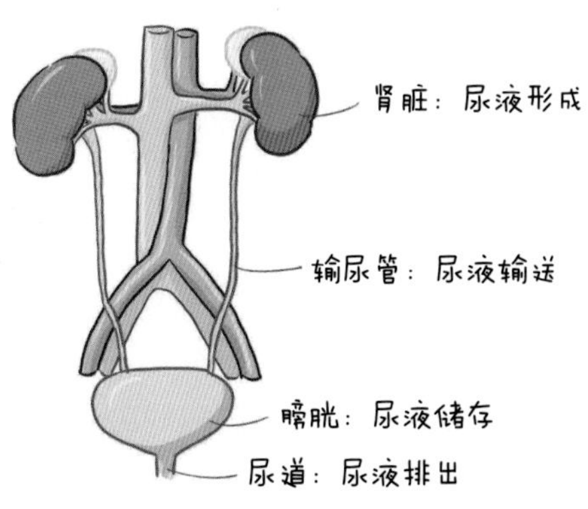

图 1-2　泌尿系统的基本功能

人体生命活动中会产生哪些代谢废物呢？这些废物通过什么途径排出的呢？

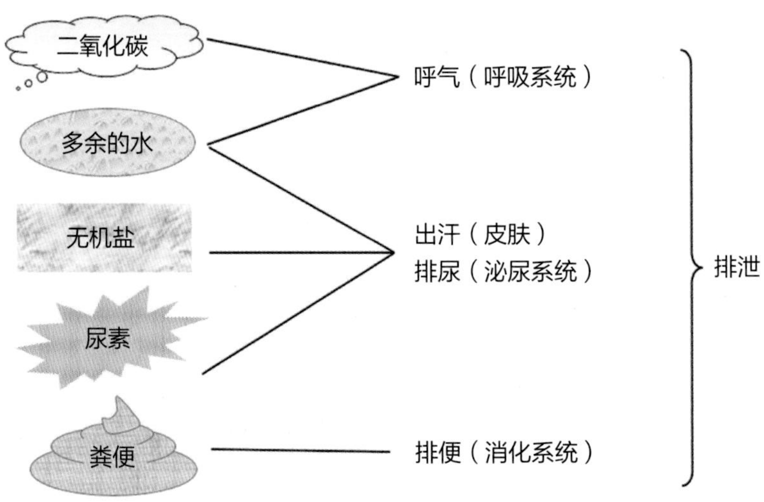

图 1-3　人体产生的代谢废物与排出途径

泌尿系统的功能远不止生成尿液，还包括维持酸碱平衡、调节动脉血压、合成分泌内分泌物质和糖异生等功能，密切参与到人体各项生命活动中。

泌尿系统出现疾病会影响整个人体的健康状态。

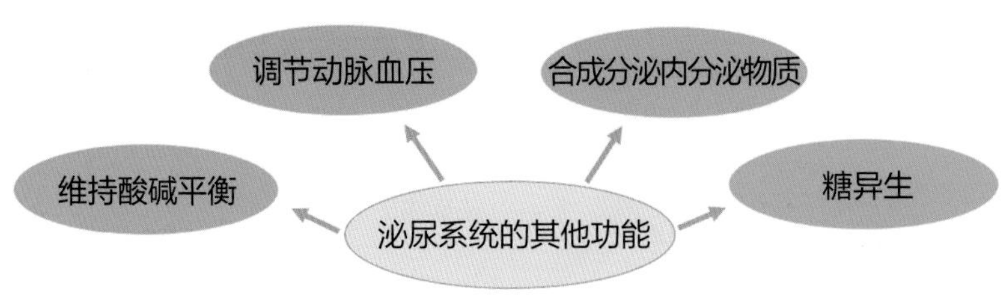

图 1-4　泌尿系统的其他功能

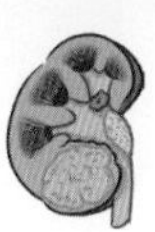

什么是肾积水，为什么会有肾积水？

- 由于泌尿系统的梗阻导致肾盂与肾盏扩张，尿液潴留，统称为肾积水。
- 肾积水的病因十分复杂，可以大致分为先天性梗阻、后天性梗阻，后天性梗阻包括外来病因造成的梗阻和下尿路的各种疾病造成的梗阻。
- 了解肾积水的病因是医师决定治疗方式的重要参考依据。

任何原因造成的泌尿系统梗阻都有可能导致肾积水。肾内尿液积聚，压力升高，使肾盂与肾盏扩大和肾实质萎缩，影响肾功能。

临床最常见的先天性肾积水病因是肾盂输尿管连接部梗阻（ureteropelvic junction obstruction，UPJO）；后天获得性病因包括输尿管结石、尿路上皮肿瘤及激光碎石术后输尿管狭窄等。

发现肾积水应及时进行泌尿系统相关检查，及时查明原因，以便进行相应处理。

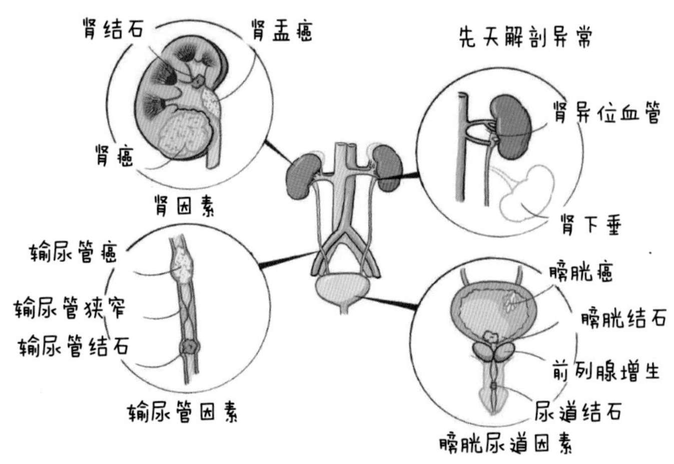

图 1-5　肾积水产生的原因

肾盂输尿管连接部梗阻（UPJO）是引起肾积水的一种最常见的先天性尿路梗阻性疾病。由于肾盂输尿管连接部的梗阻妨碍了肾盂的尿排入输尿管，使肾盂排空出现障碍，而导致肾脏的集合系统扩张。

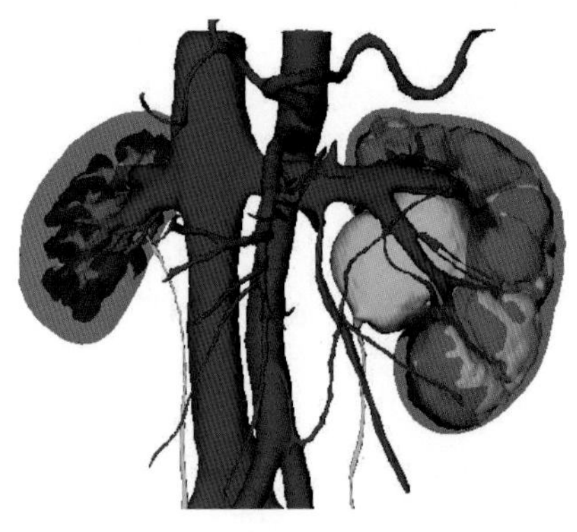

图 1-6　肾盂输尿管连接部梗阻

其他各类先天性泌尿系统畸形，如马蹄肾、先天性巨输尿管、重复肾以及下腔静脉后输尿管等，也是造成先天性肾积水的常见原因。

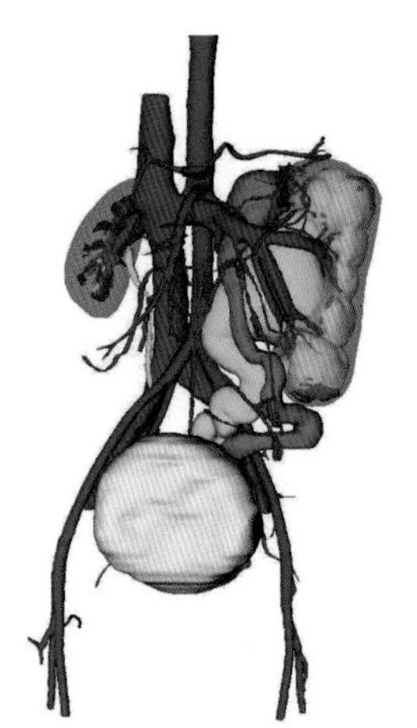

重复肾

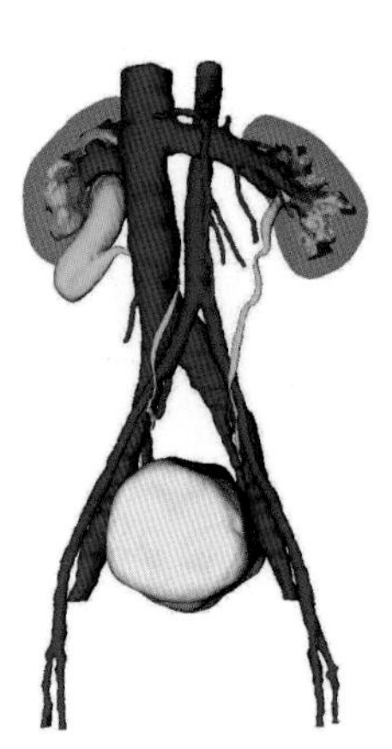

下腔静脉后输尿管

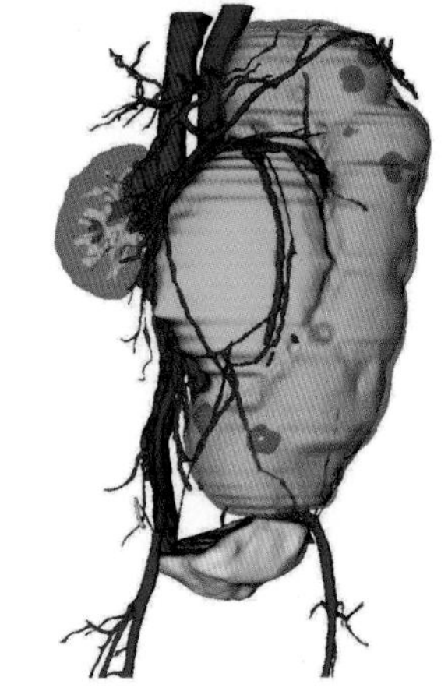

先天性梗阻导致的巨大肾积水

图 1-7　各类先天性畸形

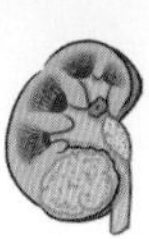

肾积水的分类和程度

- 肾积水的分类方法众多，临床上按年龄、部位、性质、梗阻程度可分为不同类型的肾积水。
- 根据二维超声检查（简称 B 超）提示积水的严重程度，临床上把肾积水分为轻度肾积水、中度肾积水、重度肾积水。
- 泌尿系 CT 也是判断肾积水严重程度的重要工具。
- 对肾积水进行分类有助于判断肾积水原因、指导治疗。

临床上对于肾积水有多种分类方法。在临床就诊时，医师会详细询问患者肾积水发病前后的相关情况，一方面是明确肾积水的病因，另一方面是对肾积水进行分类。同时会完善相关检查，了解肾积水的严重程度。

了解肾积水的病因、类型以及肾积水的严重程度对于随后治疗方案的选择至关重要。

表 1-1　肾积水的分类

分类标准	分类名称	疾病病因
年龄	先天性	肾盂输尿管连接部梗阻、马蹄肾等
	后天性	损伤、结石、肿瘤、瘢痕狭窄等
部位	上尿路	先天性畸形、泌尿系结石、肿瘤、炎症、创伤等
	下尿路	前列腺增生、尿道瓣膜、尿道狭窄、膀胱肿瘤、结石、神经源性膀胱等
性质	机械性	肿瘤、结石、异物、狭窄等
	动力性	膀胱输尿管反流等
梗阻程度	完全性	结石嵌顿、肿瘤、误扎输尿管等
	不完全性	输尿管息肉等

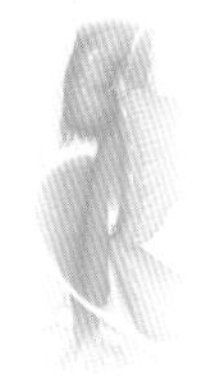

肾积水的严重程度分级不仅取决于肾盂的大小，还取决于肾盂肾盏因梗阻影响发生的形状变化，因此积水严重程度与病变严重程度不一定成比例。

表 1-2　肾积水的 B 超分级

肾积水严重程度	B 超影像学表现	肾集合系统分离 *
轻度肾积水	肾脏形态大小多无明显异常，肾实质厚度及回声正常	2 ~ 3cm
中度肾积水	肾体积轻度增大，形态饱满，实质轻度变薄，肾柱显示不清晰	3 ~ 4cm
重度肾积水	肾脏体积增大，形态失常，实质显著变薄或不能显示，肾区均为液性暗区	> 4cm

* 肾集合系统分离：即肾和输尿管连接的地方，由于肾积水压迫，使得正常情况下紧凑的组织结构分离开，并在 B 超图像上得以显示。

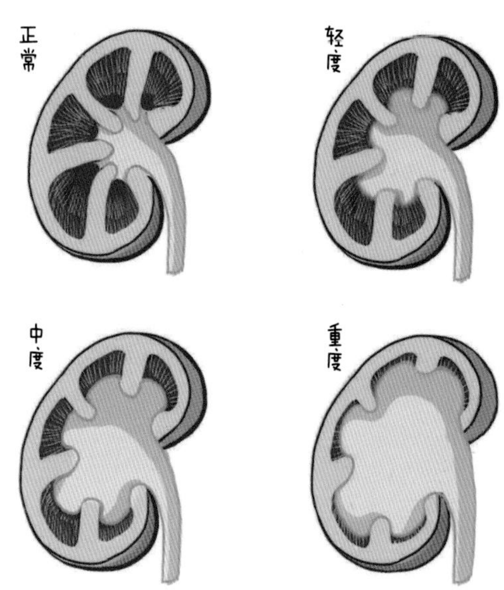

图 1-8　不同分级的肾积水示意图

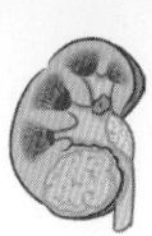

CT 也是判断肾积水严重程度的重要工具。与 B 超相比，CT 对肾积水的判断更为准确，同时可观察肾积水的病因及局部病变附近的情况。

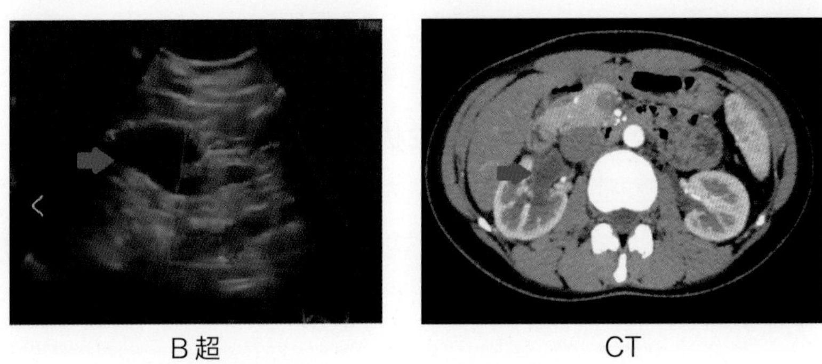

B 超　　CT

图 1-9　肾积水 B 超、CT 图像（箭头所指为肾积水位置）

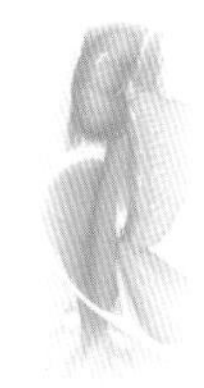

肾积水有哪些症状？

- 肾积水由于发病原因、梗阻部位、程度和时间长短不同，症状表现不尽相同。
- 相当数量的肾积水患者无明显症状。
- 肾积水合并并发症时，还会表现为并发症相关的症状。
- 症状的严重程度与肾积水的严重程度不成比例，但出现症状时应及时就诊。

肾积水的症状复杂多变，与肾积水的病因密切相关。需要注意的是，临床上相当数量的肾积水患者平时无明显症状。

一般而言，肾积水的常见症状可分为以下几类：

一、腰痛

腰部疼痛是肾积水患者最常见的症状。在慢性梗阻时，往往症状不明显，仅表现为腰部钝痛。大多数急性梗阻可出现较明显的腰痛或典型的肾绞痛。

二、血尿

上尿路梗阻引起血尿并不常见，但是如果继发结石或感染，则在肾绞痛的同时也会出现血尿。在部分梗阻的病例中，表现为间歇性梗阻，并可产生血尿。

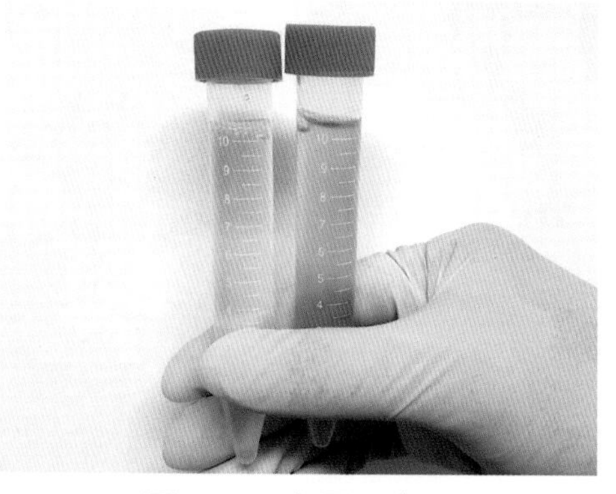

图 1-10　血尿示意图

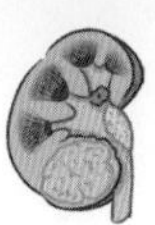

三、水肿

肾积水患者由于尿液积聚在肾脏排不出，患者通常会出现颜面部水肿，尤其是眼睑水肿较为明显，也可见足背部水肿。

四、消化道症状

肾积水患者尿液排出受阻，可出现腹痛、腹胀、恶心、呕吐等症状，在大量饮水后上述症状会加重。

五、腰腹部肿块

较为少见。肿块起初始于肋缘下，逐渐向侧腹部及腰部延伸，较大者可越过中线，为表面光滑的囊性肿块，边缘规则，有波动感，压痛不明显。

六、并发症相关症状

肾积水患者如果出现相关并发症，则会出现并发症相关症状。如并发感染，可表现为急性肾盂肾炎症状，出现寒战、高热等。如梗阻长时间得不到缓解，最终会导致肾功能减退甚至衰竭，出现肾衰竭相关表现等。

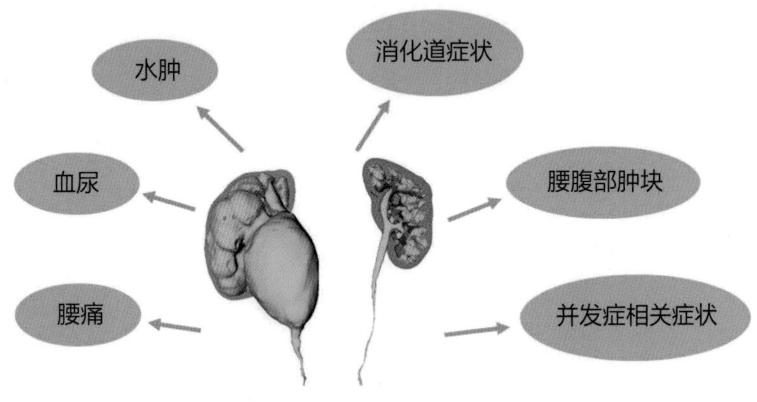

图 1-11 肾积水相关症状

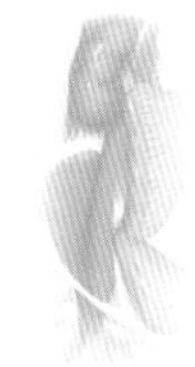

长期肾积水会带来哪些危害？

- 长期肾积水会对肾脏甚至全身造成损害。
- 长期肾积水会造成尿路感染、肾萎缩、肾结石、巨大肾积水等危害。
- 发现肾积水时及时就诊和治疗，是预防长期肾积水造成危害的关键。

肾积水对人体的影响巨大。对于正常人来说，人体的泌尿系统正常工作才可以保证机体的正常运作，那么长期肾积水有什么危害呢？

一、尿路感染

肾积水患者的尿液无法正常排出体外，很容易导致患者出现尿路感染的情况，当长时间憋尿的时候，尿道口的细菌也很容易上行感染。对于输尿管狭窄或者梗阻的患者，常常需要放置体内支架管或者进行肾造瘘术，留置在体内的管道也是引起感染的潜在因素。

出现尿路感染时，一般会出现尿频、尿急、尿痛等膀胱刺激征的表现，一些严重的患者还会出现腰痛、发热等肾盂肾炎的表现。

一般出现上尿路感染时，及时解除梗阻，使用抗生素治疗能达到较好的效果。

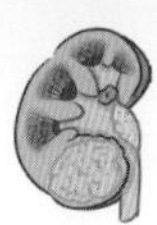

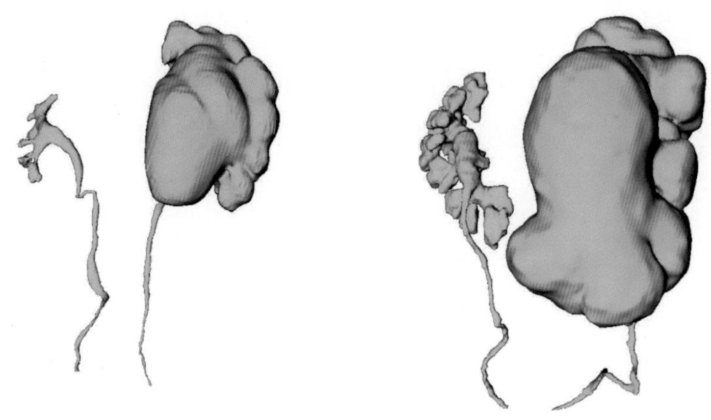

图 1-12 长期肾积水导致的肾脏结构改变

二、肾萎缩

这是对肾积水患者最为主要的危害，当发生肾积水的时候肾就已经开始萎缩了，如果是轻度的肾积水在治疗之后肾萎缩可以恢复，但是严重的肾积水在解除梗阻之后肾萎缩也很难恢复了。

肾萎缩达到一定程度后，剩下来有功能的肾脏不能维持人体正常排泄废物的功能，就需要进行透析治疗，后果十分严重。

三、肾结石

肾积水患者容易发生尿路感染，尿路感染发生后患者的泌尿道中会有很多的菌群、脓球、坏死组织，这些是造成继发性肾结石的罪魁祸首，肾结石给患者带来的伤害会更大。

四、继发性高血压

当长期肾积水时会造成肾功能损害，肾功能受损后出现继发性高血压。

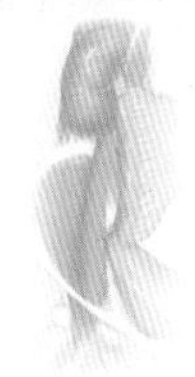

五、其他危害

肾积水患者的尿液潴留在肾脏里面会导致患者的肾实质变薄，肾脏会变大，这时候会出现肾功能损害、肾盂感染、肾结石等严重的并发症。

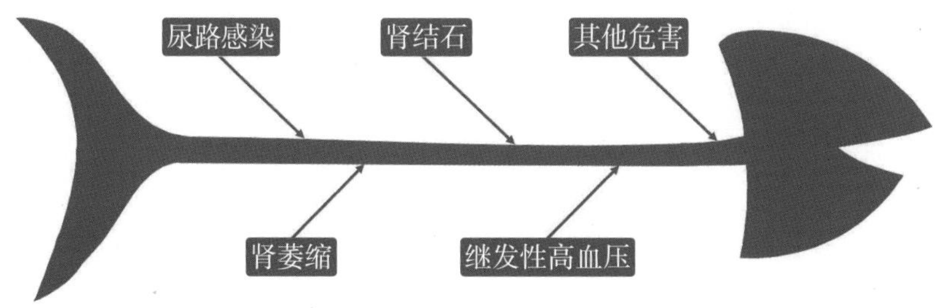

图1-13　长期肾积水带来的危害

第二章

检查诊断

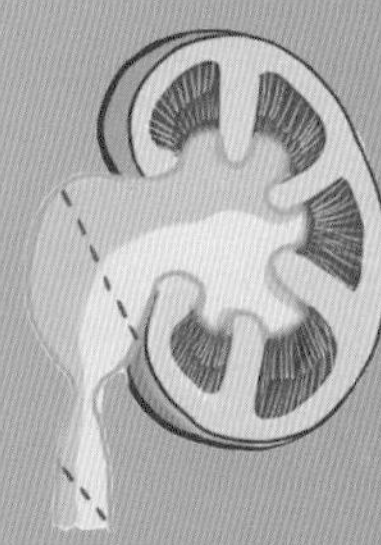
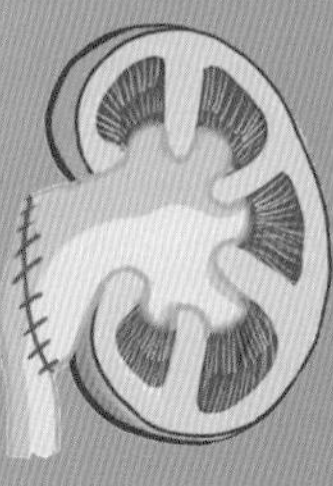

出现肾积水时需要做哪些检验和检查？为什么？

- 要正确诊断一个疾病，除了医师的问诊查体，进行一些实验室检验及影像学检查是必不可少的。
- 实验室检验即我们常说的抽血化验，可以反映人体的造血、凝血、肝肾功能等各部分脏器的功能代谢情况，留尿检查也属于实验室检查。
- 影像学检查是指借助某种介质（X 线、超声波等）与人体相互作用，把人体内部组织结构通过图像的方式表现出来，供临床医师进行参考。
- 针对每位患者的不同情况，医师会针对性选择检验检查项目，以便做出最佳决策。

人体的疾病众多复杂，随着医学技术的不断发展，各类检验检查技术不断革新，让人眼花缭乱。对于需要进行上尿路修复的肾积水的患者，医师一般会开具包括抽血、B 超、CT 尿路成像（CTU）、磁共振尿路成像（MRU）、上尿路造影等检查。开具这些检查的目的是什么，一般需要做哪些辅助检查呢？

一般来说，肾积水患者进行辅助检查的目的主要有两个，一是评估双侧上尿路基本形态和病变本身及周边情况，了解病因及病情程度；二是评估肾脏的功能。对于需要进行手术的患者，辅助检查的目的还包括评估患者心肺等重要脏器的情况，排除手术相关禁忌，便于及早做出针对性处理。

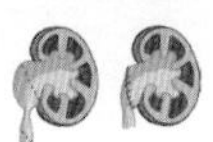

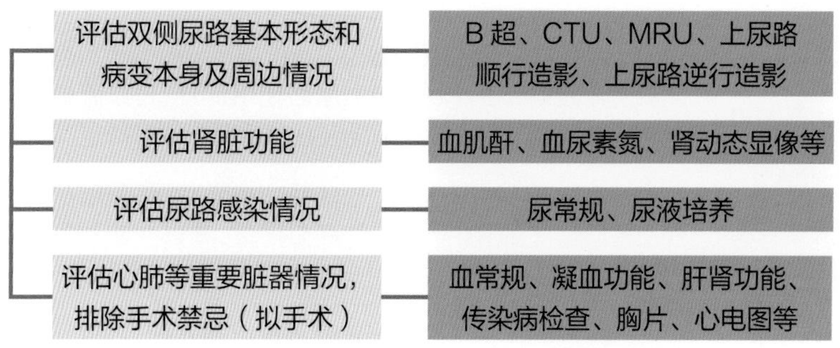

图 2-1 肾积水患者进行辅助检查的目的

需要进行上尿路修复的肾积水患者一般需要进行哪些检查，这些检查的要点在哪里呢？

肾积水患者主要的辅助检查和它们的意义详见下表。

表 2-1 肾积水患者主要辅助检查项目及反映的问题

主要的抽血检验项目			
检验项目	主要关注点	主要反映的问题	必要程度
血常规	WBC、RBC、PLT、Hb 等	反映感染、贫血、凝血和止血功能	★★
尿常规	红细胞 / 白细胞计数	泌尿系感染	★★★
尿培养	培养菌种	泌尿系感染	★★★
凝血功能	APTT、PT、INR、FIB 等	人体凝血功能	★
血型	ABO 血型、Rh 血型	手术备血参考	★
肝功能	ALT、AST、ALB 等	肝功能情况、全身营养情况	★★
肾功能	Cr、BUN 等	总体肾功能情况	★★★
基因检测	*BMP4*、*ID2*、*HMGI-C* 等	评估是否存在相关基因改变	★
主要的影像学检查项目			
检查项目	主要关注点	主要反映的问题	必要程度
B 超 + 残余尿 + 膀胱容量	是否存在肾积水、严重程度	初筛肾积水及判断严重程度，评估膀胱功能	★★★
CTU+ 三维重建	双侧上尿路情况、肾积水病变情况	反映肾积水情况、病变及周围情况，作为术前重要参考依据	★★★

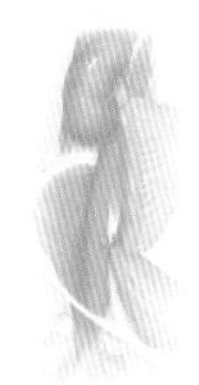

续表

主要的影像学检查项目			
MRU+ 动态 MRI	双侧上尿路情况、肾积水病变情况	上尿路梗阻部位、输尿管蠕动及排尿情况	★★
顺行造影	病变梗阻位置、梗阻程度	反映病变梗阻情况，若输尿管梗阻严重，难以判断梗阻远端情况	★★★
逆行造影	病变远端梗阻情况	与顺行造影相互配合，可判断输尿管狭窄长度、梗阻部位、梗阻严重程度	★★
肾动态显像	单侧肾功能情况、尿路通畅情况	观察肾脏形态和尿路通畅情况，判断梗阻性质，了解单侧肾功能情况	★★★
上尿路动力学检查	评估上尿路系统的动力、压力、流量以及输尿管的蠕动能力	了解输尿管是否存在功能性的病变，对上尿路梗阻的诊断以及评估上尿路修复术后拔除肾造瘘管和输尿管支架的时机等进一步治疗决策有重要意义	★★
膀胱造影	评估膀胱容量	了解膀胱耐受性，评估是否存在膀胱挛缩等情况	★★
尿流率	评估排尿状态的量化指标	对膀胱出口狭窄或梗阻、膀胱逼尿肌收缩功能减弱的情况具有筛选作用	★★

★：推荐　★★：必要　★★★：非常必要。

需要注意的是，肾积水是一类复杂病变导致的病理结果，有些患者还需要额外的检查，例如子宫内膜异位症的患者需要查肿瘤标志物CA125，盆腔脂肪增多症的患者需要进行下尿路动力学检查，腹膜后纤维化的患者还需要查自身免疫相关指标等。

由于每一例患者病因都具有个体性，医师会根据患者的具体情况选择需要做哪些辅助检查，在实际临床就诊过程中需要遵从医师建议，以便得到快速准确的诊断。

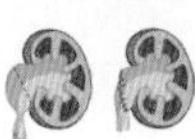

肾积水患者抽血要关注的指标

- 抽血检查可以了解人体的感染、造血、凝血、免疫、肝肾功能、传染病情况等信息，是重要的辅助检查。
- 肾积水患者着重关注血肌酐的水平，并且强调需要多次动态观察。
- 临床抽血量的多少是根据化验内容的不同及项目的多少来决定的，抽血一般采集静脉血，血量在 2～20ml。

人体的血管就像四通八达的河流，分布在全身，血液就是河水。血液是一种红色黏稠的液体，由血浆和细胞两部分组成。血浆里面包括蛋白质、酶、碳水化合物、脂肪、无机盐等物质，平时这些物质的含量都有一定的正常范围；细胞部分有红细胞、白细胞、血小板等。

血液里的各种成分都有各自的作用，当身体出现毛病的时候，某些成分就会有数量上和质量上的变化，这时就要通过抽血化验检查出来。

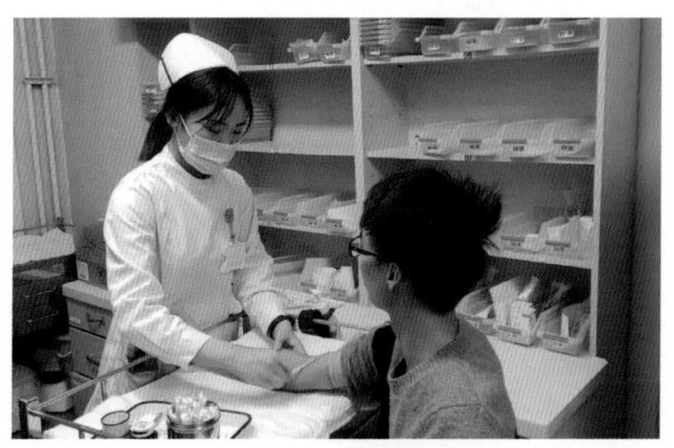

图 2-2 抽血检查

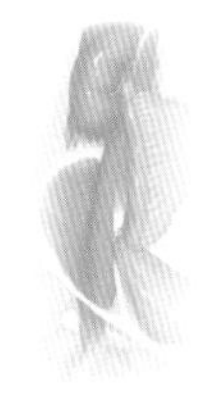

对于肾积水患者，临床医师最关心的是肾脏的功能。抽血检查中，最能反映肾功能的是血肌酐，在检验报告上简称为“Cr”。

图2-3　肌酐的化学分子式

血肌酐几乎全部经肾小球滤过进入原尿，不被肾小管重吸收。内源性肌酐每日生成量几乎保持恒定，严格控制外源性肌酐的摄入时，血肌酐浓度为稳定值。因此，测定血肌酐浓度可以反映肾小球的滤过功能。

北京大学第一医院检验报告单　　住院急诊

姓　名：[illegible]　病员号：243[illegible]　标本种类：血清　样本编号：20191102G00[illegible]
性　别：[illegible]　科　别：泌尿外科二病房　临床诊断：右肾[illegible]　采样时间：2019-11-[illegible]
年　龄：[illegible]岁　申请医生：王[illegible]　备　注：

No	项　目	结果	生物参考区间	单位
1	谷丙转氨酶(ALT*)	9	7-40	IU/L
2	谷草转氨酶(AST*)	18	13-35	IU/L
3	总蛋白(TP)	64.3	↓ 65-85	g/L
4	白蛋白(ALB)	32.9	↓ 40-55	g/L
5	碱性磷酸酶(ALP*)	29	↓ 35-100	IU/L
6	谷氨酰转肽酶(GGT*)	9	7-45	IU/L
7	总胆红素(TBIL)	10.3	1.7-20	μmol/L
8	直接胆红素(DBIL)	2.00	0-6	μmol/L
9	胆碱脂酶(PCHE)	6008	4300-13200	IU/L
10	前白蛋白(PA)	164.9	↓ 200-400	mg/L
11	总胆汁酸(TBA)	2.30	0-10	μmol/L
12	肌酐(CREA*)	56.30	44-133	μmol/L
13	估算肾小球滤过率(eGFR)	122.024		ml/min/
14	尿酸(UA*)	284	90-360	μmol/L
15	尿素(UREA*)	2.29	1.8-7.1	mmol/L
16	钙(CA*)	2.24	2.11-2.52	mmol/L
17	磷(P*)	1.27	0.85-1.51	mmol/L
18	镁(MG)	0.65	↓ 0.75-1.02	mmol/L
19	钾(K*)	3.10	↓ 3.5-5.3	mmol/L
20	钠(NA*)	137.92	137-147	mmol/L
21	氯(CL*)	106.4	99-110	mmol/L
22	二氧化碳(CO2)	24.40	22-30	mmol/L
24	肌酸激酶(CK*)	265	↑ 25-170	IU/L
23	阴离子间隙(AG)	10.22		mmol/L
25	乳酸脱氢酶(LDH*)	171	100-240	IU/L
26	羟丁酸脱氢酶(HBDH)	121	90-220	IU/L
27	CK-MB质量(CK-MB)	1.7	<5	ng/ml
28	心肌肌钙蛋白(CTNI)	0.004	0-0.03	ng/ml
29	钠尿肽(BNP)	298.00	↑ <100	pg/ml
30	超敏C反应蛋白(hs-CRP)	9.09	↑ 0.00-3.00	mg/L
31	白球比值(A/G)	1.05	↓ 1.2-2.4	

接收者：胡[illegible]　接收时间：2019-11-[illegible]-06:35　检验者：何[illegible]　审核者：和[illegible]　审核时间：2019-11-[illegible]-08:52

图2-4　血生化检验报告单

许多患者看到自己的血肌酐值在正常范围，便认为自己的肾功能完全没问题。其实这是一种对血肌酐值认识的误区。

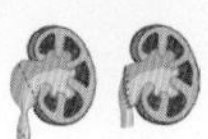

一方面，血肌酐值并不能及时、准确地反映出肾功能的状况。当人体肾脏的大部分遭受病理损伤，肾小球滤过率下降比例较大时（超过50%），此时血肌酐值升高的情况才可能在临床上显现出来。此外，当患侧肾功能轻度至中度受损时，由于对侧健康肾的代偿作用，血肌酐值往往也在正常范围内。

另一方面，血肌酐对肾功能的反映强调动态观察，通过在一定时间段（比如3个月）内观察血肌酐的变化情况，进而可以了解肾功能的变化情况。

B超，简单又实用的工具

- B超是超声波检查的一种方式，对受检者无痛苦、无损伤、无放射性，可以放心接受检查。
- B超可以清晰地显示各脏器及周围器官的各种断面像，由于图像富于实体感，接近解剖的真实结构，所以超声检查可以早期明确诊断。
- 超声波在实质或液体等介质中传导性较好，因此对肾积水的诊断具有较好的灵敏性和特异性。

B超检查具有简单实用、无创、无辐射等优势，已成为现代临床医学中不可或缺的诊断方法。

B超检查可以清晰地显示各脏器及周围器官的各种断面像，图像富于实体感，接近于解剖的真实结构，还可以显示肾积水的肾脏剩余组织的形态，也对了解尿路情况有帮助。

B超检查是肾积水的首选检查方法。在B超显示屏上，液体表现为均一的暗灰色。B超对液体物质的诊断比较准确，因此对肾盂积水的诊断率较高，可以明确肾盂的积水程度。

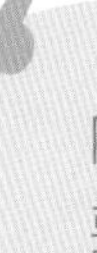

阻力指数（RI）是评价肾脏血管阻力的一项重要指标。

RI增加表明该血管的阻力指数增加，提示有相应病变发生，如肾性高血压、肾动脉狭窄等。

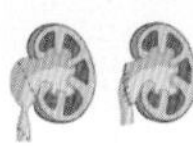

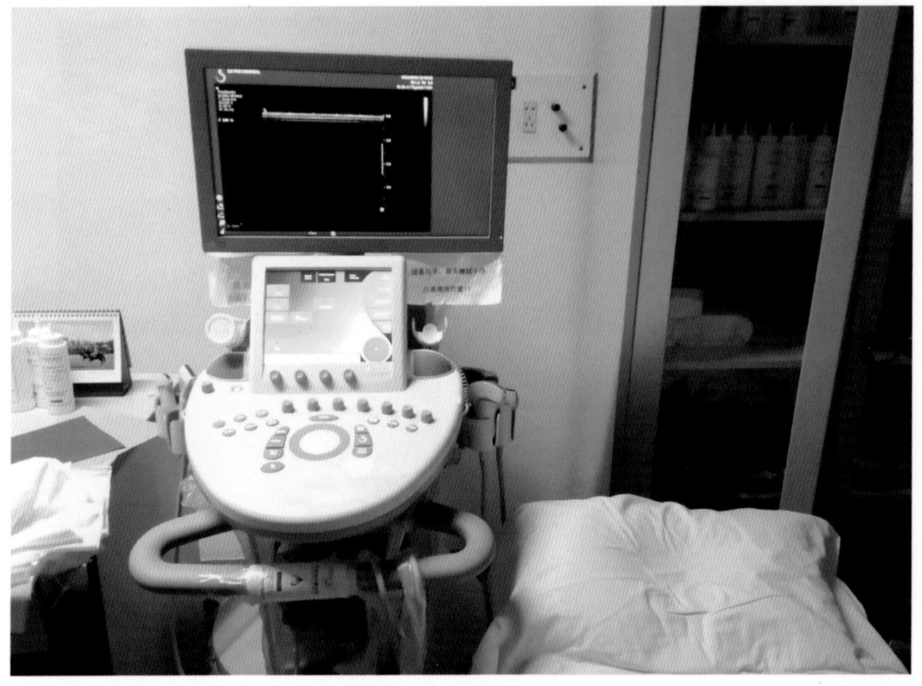

图 2-5 B 超检查

超声诊断肾积水的优点

1. 超声诊断肾积水不仅显示肾盂、肾盏、输尿管有无积水和积水程度，而且同时显示肾实质和血流供应情况。

2. 不需造影剂，无碘过敏的禁忌，且对肾功能丧失或受损患者仍能成像。

出现什么情况需要进行 B 超检查？

由于肾盂具有一定的扩张能力，所以在肾积水早期可能没有任何症状，而后期则会引起肾功能的损伤。所以出现以下症状需要做 B 超检查：①腰背部胀痛；②腰部可摸到囊性包块；③出现尿色变红、血尿；④畏寒、发热、脓尿；⑤慢性肾功能不全，尿毒症；⑥不明原因的水肿。

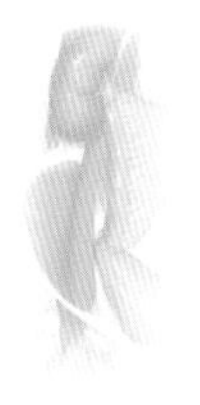

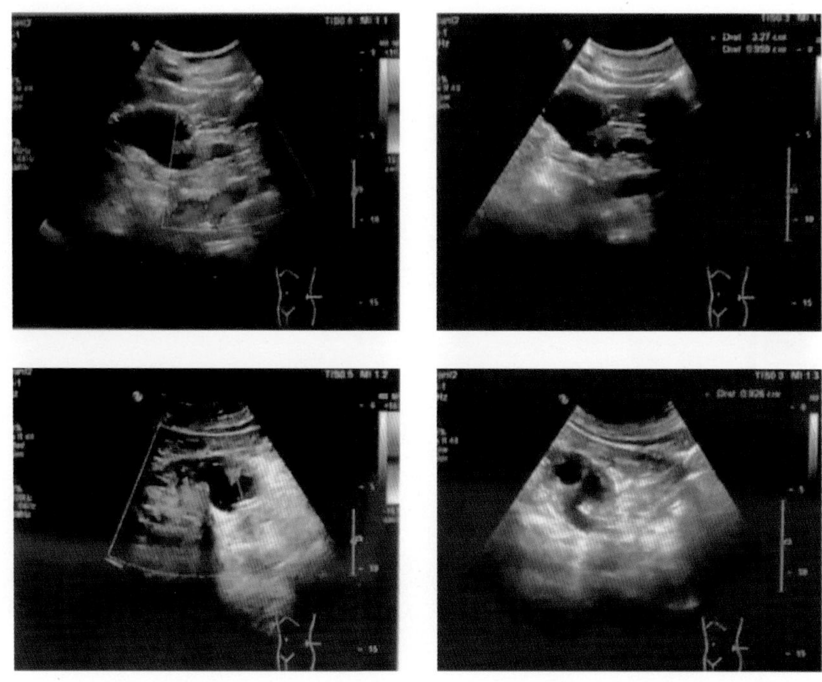

图2-6　肾积水B超检查结果（肾盂、输尿管上段因积水扩张）

做B超检查前需要做哪些准备？

检查前一般无须特殊准备。一般在检查前30分钟饮水500～1 000ml，使膀胱中度充盈，储尿量约300ml为宜。因为膀胱充盈过度有时会引起输尿管反流，或影响肾盂内尿液的排空，难以判断肾积水原因，而充盈不足则会影响检查结果。所以，做B超检查时，不要过度憋尿，也不要膀胱空虚无尿。

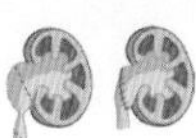

CT 尿路成像 + 三维重建——肾积水评估的利器

- 普通泌尿系 CT 平扫利用精确准直的 X 线束对人体泌尿系统进行的断面扫描，可获得泌尿系统的横断面图像，用于肾积水的诊断。
- CTU 是经静脉注入造影剂后，再按特定的时间行 CT 扫描，获得与泌尿系统与周围组织增强显像后的图像，从而提高肾积水诊断准确率。
- 泌尿系三维重建是在 CTU 基础上，通过计算机算法处理重建，获得直观立体的泌尿系统重建模型，对于诊断病变及确定手术方案具有重要指导作用。

CT，即电子计算机断层扫描，是利用精确准直的 X 线束与灵敏度极高的探测器，一同围绕人体的某一部位作一个接一个的断面扫描，从而获得该部位的横断面图像。具有扫描时间快、图像清晰等特点，可用于多种疾病的检查。

泌尿系统的 CT 检查可分为泌尿系 CT 平扫、CTU 以及泌尿系 CT 三维重建。

泌尿系 CT 平扫即不使用造影剂的情况下针对泌尿系统的 CT 平扫，不仅能显示肾盂、肾盏及膀胱内腔，还能显示肾实质和膀胱壁等疾病，是泌尿系统各类 CT 检查的基础。

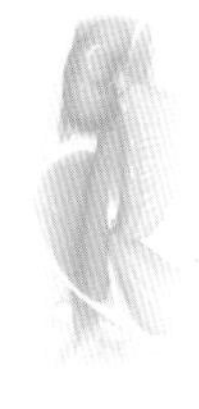

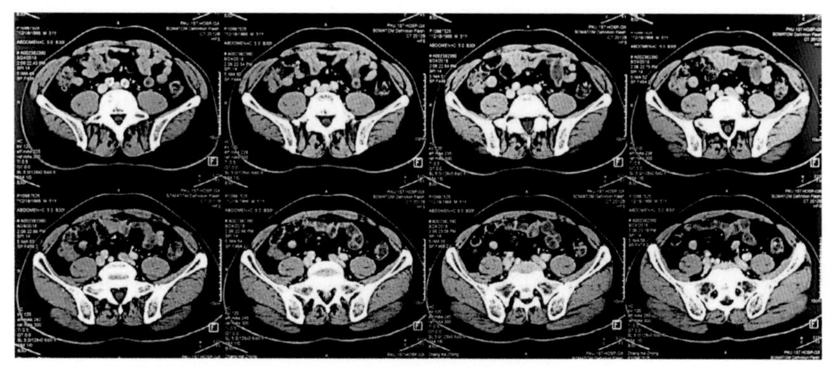

图 2-7　泌尿系 CT平扫

CTU 是经静脉注入造影剂后，肾脏的分泌功能使得造影剂在肾盏、肾盂、输尿管及膀胱内充盈，利用 CT 对受检部位在不同时期的扫描。CTU 可获得病变部位更加详细的信息，有利于提高诊断的准确性。

一句话，就是 CTU 比普通 CT 平扫更清楚。

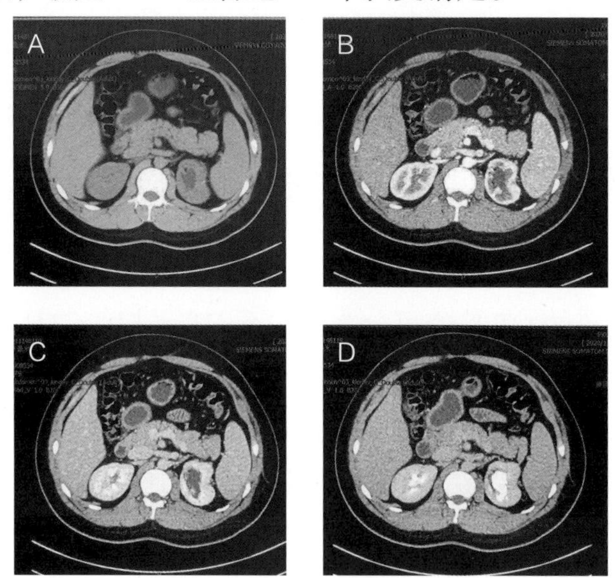

图 2-8　同一层面不同时间的 CTU 图像

A 至 D 分别对应平扫期、动脉期、静脉期和延迟期，通过观察受检部位不同时期的显影有助于医师更准确判断病变情况。

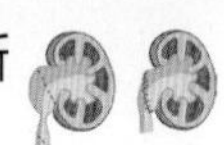

不是每个人都可以做 CTU 的。要做 CTU 前，需要经过临床医师的评估。以下情况禁止做 CTU：

1. 过敏体质或有造影剂过敏史者，因为要向血管里打入含碘的造影剂，所以过敏体质或者对碘过敏的患者，不能做 CTU，一旦发生过敏反应，严重的可以出现呼吸心搏骤停，危及生命。

2. 有甲状腺功能亢进、重症肌无力、服用二甲双胍等的人群也不宜做 CTU。

3. 妊娠。怀孕期间不能做 CTU，因为注射的药物和放射线有可能对胎儿产生损害。

4. 肾功能不全者慎做，需要医师根据患者的具体情况综合判断。

经评估后可以做 CTU 的患者，需要做以下检查前准备：

1. 检查前 4 小时，不吃食物，可以喝水，并且要大量喝水 500 ~ 1 000ml。因为注射入体内的造影剂，在 2 小时内会通过肾大量排出，喝水能促进造影剂的排出。这也是为什么肾功能不好的患者要慎做。肾功能不好，造影剂排不出去，会聚集在体内，造成损害。

2. 检查前需要在静脉血管留置一个注射造影剂的留置针。

3. 检查后需要在放射科留观半小时，观察有无过敏反应。检查后也需要大量喝水，以促进造影剂的排出。

泌尿系 CT 三维重建是基于 CTU 的原始薄层数据，将上述泌尿系统相关结构进行 3D 可视化的处理，使结果更加精准、直观。二者综合检查可以清晰地显示解剖的准确部位，有助于评判肾积水体积、积水严重程度、肾脏实质厚度，以及病变周围血管分布。

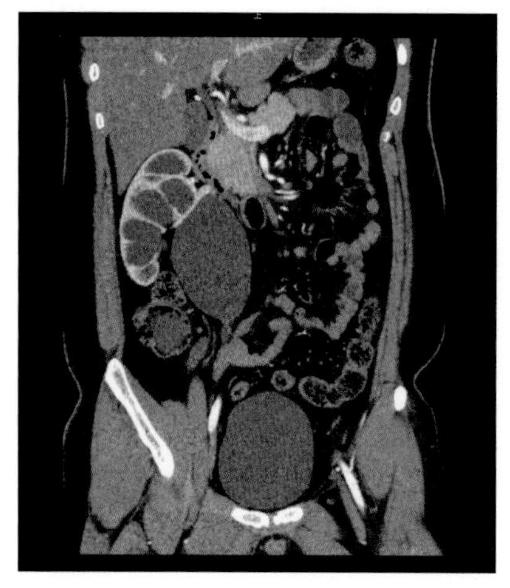

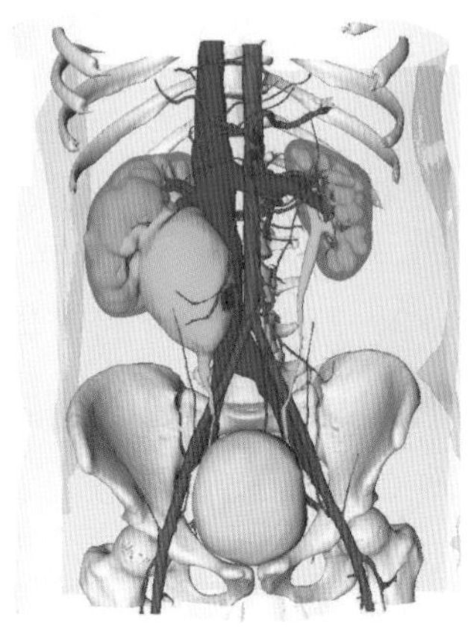

图 2-9　同一患者 CTU（左）与三维重建（右）结果比较

三维重建结果可以帮助临床医师制订治疗方案，尤其对手术定位有重要意义。经过三维重建后的图像，医师可以从任意角度观察，并且可以实现旋转、缩放、切割、抹除、透明化任意器官，在术前医师可以多角度、反复观察三维影像以明确病变部位及周围组织、血管毗邻关系。

患者的三维重建结果会在术中辅助精准导航，有助于术者在术中提前预知血管分布及解剖位置，有效提高手术安全性，减少术中出血，缩短手术时间。

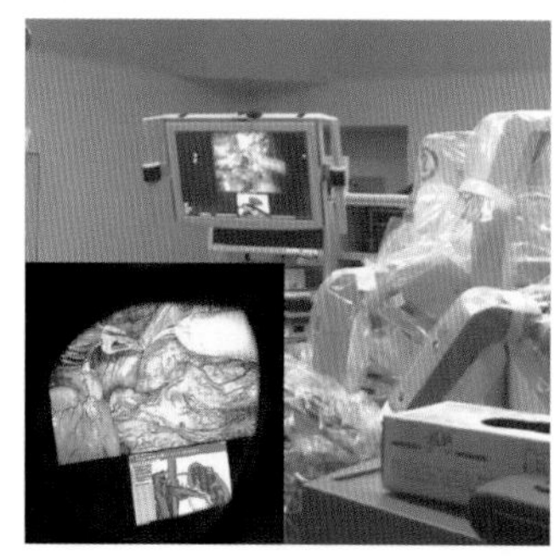

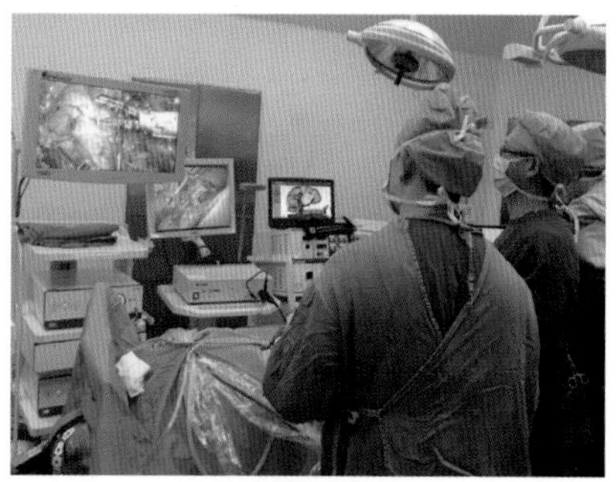

图 2-10　三维重建在术中辅助精确导航

左图为达芬奇手术机器人系统中的运用，右图为腹腔镜手术中的运用。

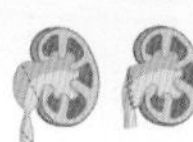

三维重建技术还可以对术前、术后积水体积进行量化对比分析处理，更加直观地评价手术效果。

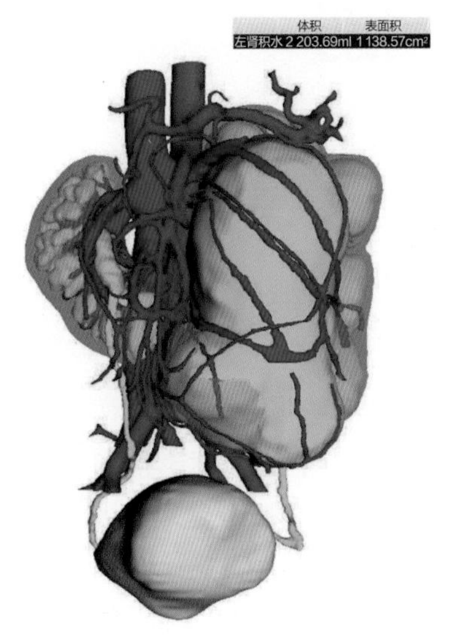

术前三维重建　积水体积 2 203.69ml

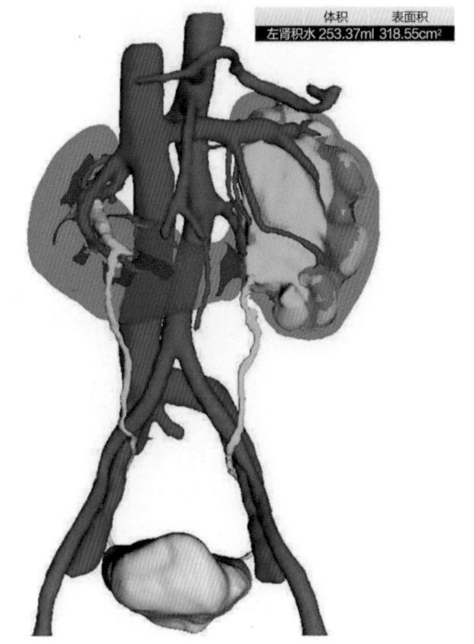

术后三维重建　积水体积 253.37ml

图 2-11　同一患者术前、术后泌尿系三维重建评估

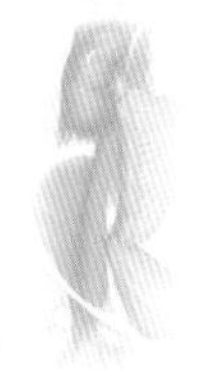

磁共振泌尿系水成像技术与 CT 尿路成像有什么区别

- MRI 是利用磁共振原理进行体内结构成像的技术，相对于 CT，对软组织的分辨率更好，且无辐射。
- MRU 对尿路中的尿液成分进行成像，可清晰地显示肾脏各组织结构，与 CTU 相比，无辐射但细节显示能力有限。
- MRI 及 MRU 适用于心肾功能不全、孕妇、小儿和造影剂过敏者。

MRI，即磁共振成像，是利用氢核在强磁场内发生共振产生的电磁信号，经计算机处理绘制成人体内部结构图像的一种成像技术。人体 2/3 的重量为水（H_2O），人体器官和组织中的水分并不相同，很多疾病的病理过程会导致水分分布的变化，即可由磁共振图像反映出来。

MRI 与 CT 相比，成像更加清晰，可以在早期发现微小的组织损伤，且无辐射损害，但检查时间较长，费用相对高。

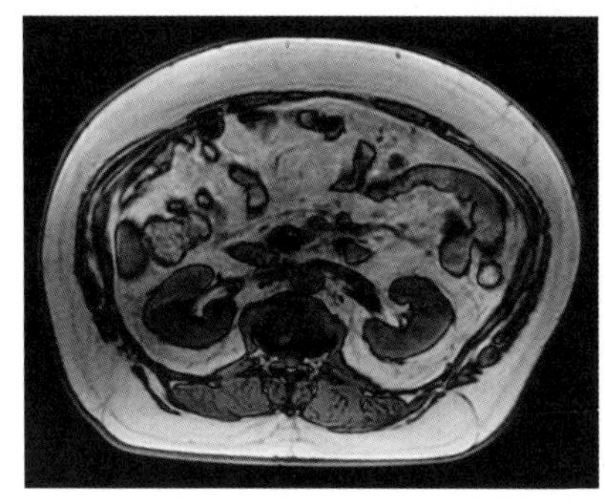

MRI 图像

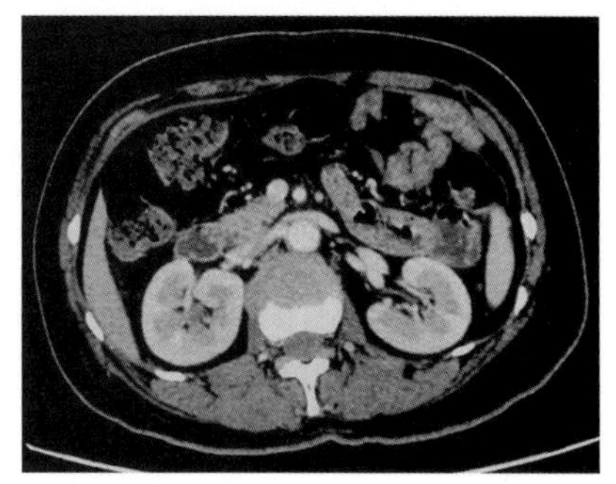

CT 图像

图 2-12　MRI 与 CT 成像区别

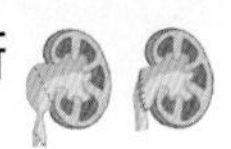

MRU是磁共振泌尿系水成像技术，利用磁共振水成像原理，对尿路中的尿液成分进行成像，能清晰地显示肾脏集合系统、输尿管、膀胱。对于软组织的成像效果一般比CT要清晰，对于肿瘤患者可以更明显地观察到病变部位的具体情况。

MRU无辐射损伤，无须造影剂，对肾功能无损伤，观察视野大。但MRU不易显示整条输尿管，空间分布率较低，细节显示能力有限，小结石容易被高信号的尿液掩盖。对心肾功能不全、孕妇、小儿和造影剂过敏者适用。

常规MRI检查的诊断主要依据医师对影像图像的解读，很大程度上取决于医师对疾病形态上的认识，受主观因素影响较大，缺乏客观的定量指标。MRI动态对比是近些年发展起来的一种MRI功能成像技术，可以动态分析病变的形态学改变，以及从定量的角度解释病变在生理功能上的变化。

动态MRU可以动态评估尿路的形态和功能变化，在肾积水患者术前诊断和术后评估中均发挥重要作用。先天性巨输尿管是肾积水的病因之一，发病机制是输尿管末端肌肉结构发育异常，导致输尿管末端功能性梗阻，进而引起输尿管及肾盂扩张、积水。动态MRU可显示整条输尿管的蠕动情况，其对先天性巨输尿管的术前诊断和术后功能恢复评估方面具有重要价值。对于肾积水行回肠代输尿管治疗的患者，动态MRU可作为术后常规复查项目，其可显示回肠移植物的形态和蠕动动力情况，以及远端抗反流乳头结构的效果，是评估回肠代输尿管手术成功与否的重要手段。

表2-2 CTU与MRU的区别

	检查过程	辐射	造影剂	无创性	不适用人群
CTU	速度快，操作简便	有	需要	是	心、肺、肝、肾功能不全者，造影剂过敏史者，孕妇和小儿
MRU	时间偏长(10～40分钟)	无	不需要	是	有金属植入物者，幽闭恐惧症及呼吸不配合者

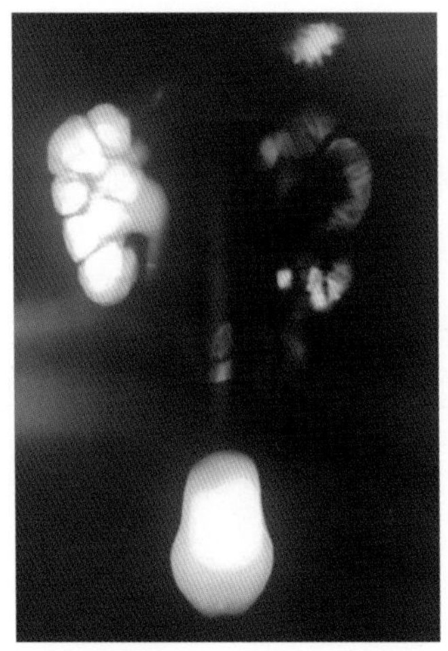

MRU 图像

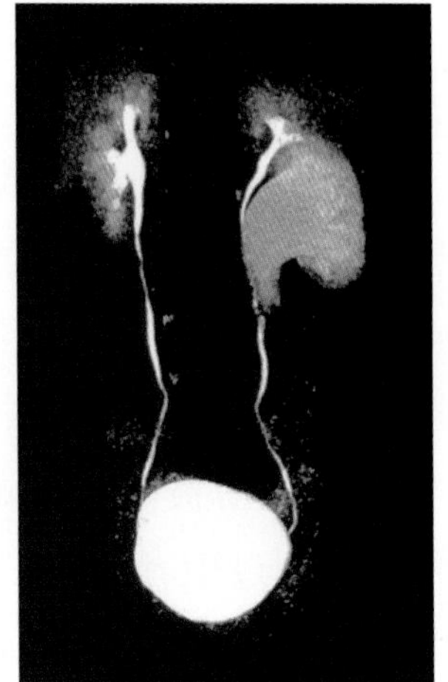

CTU 图像

图 2-13　MRU 成像与 CTU 重建的区别

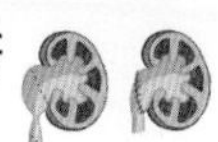

尿路造影的作用和意义

- 常见的尿路造影包括顺行尿路造影和逆行尿路造影，其中顺行尿路造影又可分为静脉尿路造影和经皮肾造瘘术的顺行尿路造影。
- 静脉尿路造影是上尿路疾病的基本检查方法，可以清晰显示肾盂、输尿管的形态，并初步了解分肾功能，对诊断肾积水有一定的意义。
- 静脉尿路造影使用含碘造影剂，可能引起过敏，有哮喘史及药物过敏史的患者需要及时向医师说明。

想要知道有没有肾积水、肾积水的程度有多严重，尿路造影是最直观的检查方法之一。常见的尿路造影包括顺行尿路造影和逆行尿路造影，其中顺行尿路造影又可分为静脉尿路造影和经皮肾造瘘术的顺行尿路造影。本章节我们将主要讲解静脉尿路造影，经皮肾造瘘术的顺行尿路造影和逆行尿路造影将在下面两章讲到。

静脉尿路造影是一种上尿路疾病的基本检查方法。大致原理是：经静脉注射的造影剂被肾脏滤过、浓缩，排泄到尿路中；在X线透视下，可以将尿路显影，显示肾盂、肾盏、输尿管和膀胱的形态，并初步了解分肾功能。

其临床意义是用于检查泌尿道的器质性病变，观察尿路梗阻的部位和原因，还能够显示尿路结石造成的造影剂充盈缺损；对肾结核、慢性肾盂肾炎、肾盂肿瘤所致的肾盂、肾盏破坏也各有其特征性改变。

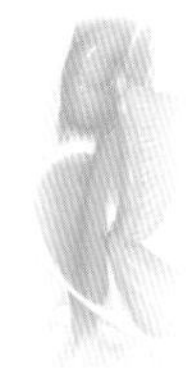

表 2-3　静脉尿路造影可以辅助诊断的疾病

泌尿道管内病变	肾结石、输尿管结石
泌尿道管壁病变	肾盂肿瘤、输尿管肿瘤、结核、积水、输尿管瓣膜和息肉等
泌尿道管外病变	肾癌、肾囊肿、肾结核、输尿管外在压迫等
泌尿系畸形	肾盂输尿管连接部梗阻、先天性巨输尿管、马蹄肾、输尿管异位开口、下腔静脉后输尿管、肾下垂等

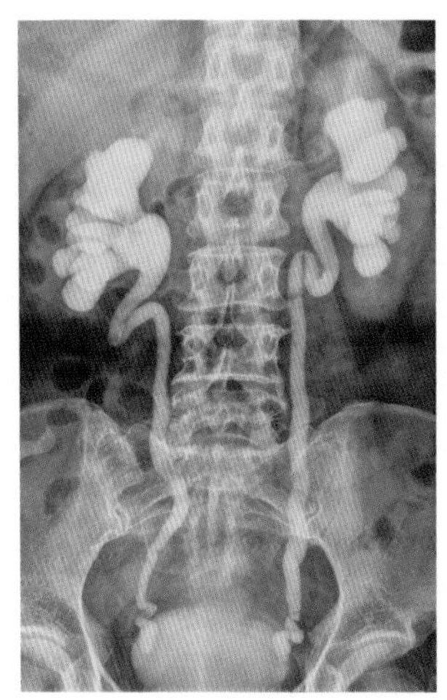

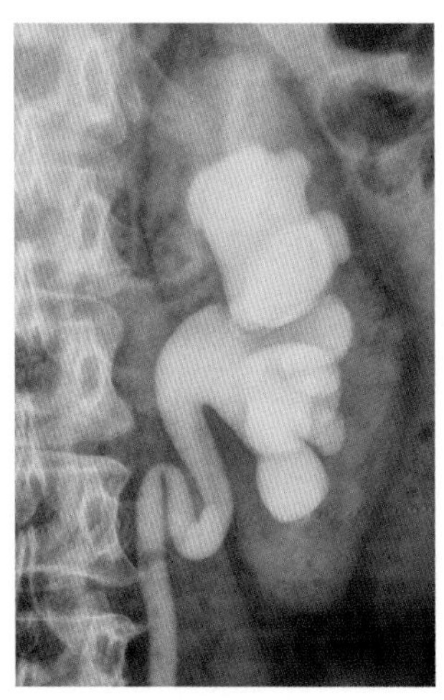

图 2-14　静脉尿路造影的成像

静脉尿路造影检查前准备

1. 做碘过敏试验，进行屏气训练。

2. 造影前 2 ~ 3 天不吃易产气和多渣的食物，并禁服钡剂或碘剂，以及含钙或重金属的药物。

3. 造影前 1 天下午服缓泻剂。老年、长期卧床、习惯性便秘者，可提前 2 ~ 3 天每晚服缓泻剂。

4. 检查前 12 小时禁食、禁水。

5. 摄腹部（肾、膀胱）平片像，确定是否符合造影条件。

6. 造影前排尿，使膀胱空虚。

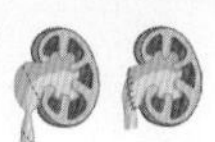

需要注意的是，静脉尿路造影所使用的造影剂是含碘的，有哮喘史及药物过敏史的患者需要向医师及时说明。另外，甲状腺功能亢进、肾功能严重受损、妊娠早期妇女应禁用，妊娠中晚期妇女、哺乳期妇女、肝脏功能不全、心脏功能不全、活动性肺结核的患者应慎做此检查。

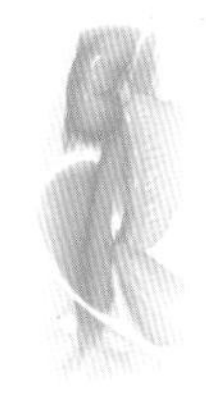

什么是经皮肾造瘘术的顺行尿路造影？

- 经皮肾造瘘术的顺行尿路造影是尿路重建修复前非常重要的检查方法。
- 对于已经行经皮肾造瘘术，或准备行肾造瘘术的患者，本方法具有极大的优势。
- 经皮肾造瘘术的顺行尿路造影可能引起感染，检查前需评估肾造瘘术后尿液感染情况，检查前后需要预防性使用抗生素。

经皮肾造瘘术的顺行尿路造影，简称造瘘管造影，是指对于已经行经皮肾造瘘术的患者，可经过肾造瘘术的引流管直接注入造影剂，在X线下显示患侧上尿路的肾盂、肾盏，以及梗阻近端输尿管的形态，对于上尿路梗阻疾病的诊断具有重要的作用，可基本取代静脉肾盂造影。

经皮肾造瘘术顺行尿路造影的检查步骤

1. 首先拍摄X线片以确认造瘘管的位置。

2. 从造瘘管中注入一定浓度的含碘造影剂，使造影剂与尿液混合后充盈肾盂，然后流入输尿管，拍摄X线片以观察患侧尿路形态。

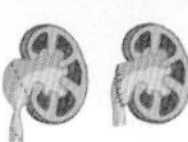

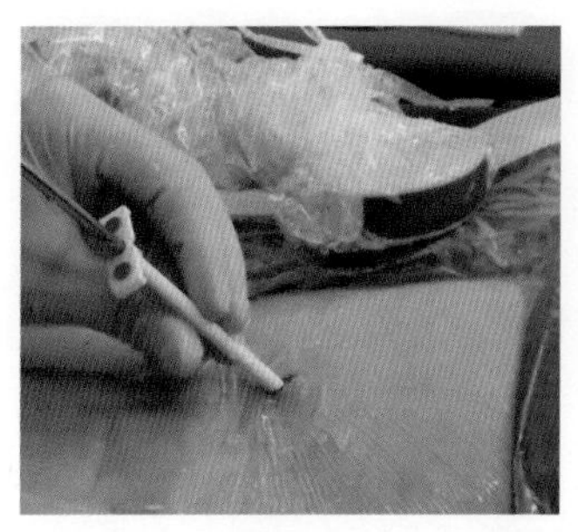
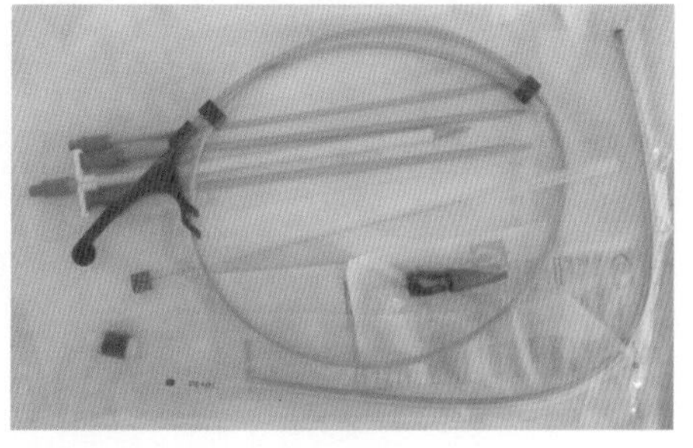

图 2-15 经皮肾造瘘术操作（左）及器械（右）

经皮肾造瘘术顺行尿路造影的注意事项

由于经皮肾造瘘术的顺行尿路造影是一种有创操作（肾穿刺造瘘）后的检查，一般不作为首选检查；但是，对于已经行经皮肾造瘘术的肾积水患者，使用本方法进行尿路梗阻的诊断会更具优势。

由于经皮肾造瘘术的顺行尿路造影可能引起感染，在造影检查前，需要评估肾造瘘术后尿液的感染情况，感染严重者需先控制感染，再行造影检查。

在造影检查前后，通常需要口服或者静脉输注抗生素以预防感染。

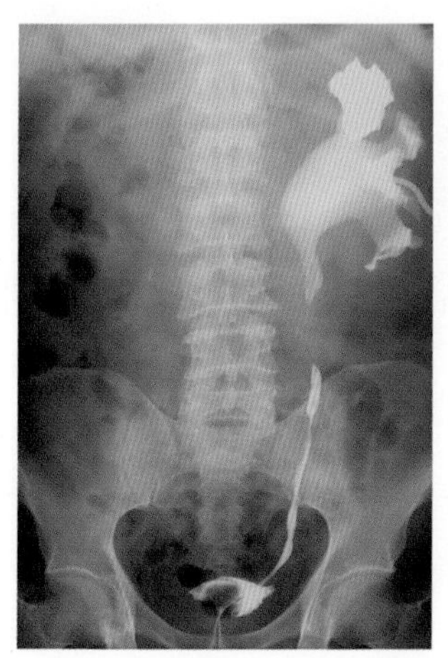
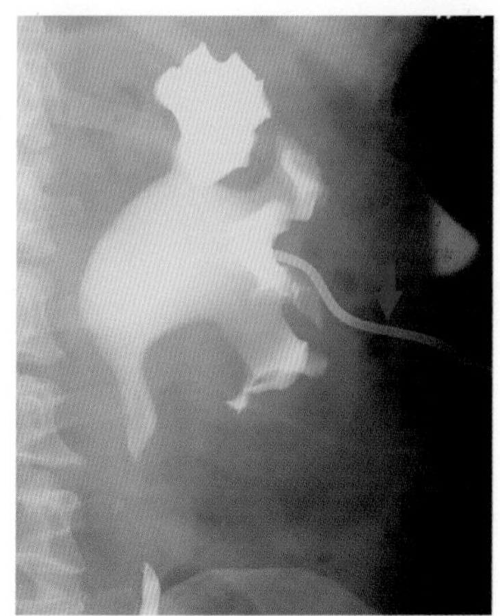

图 2-16 经皮肾造瘘术顺行尿路造影

红色箭头为肾造瘘管。

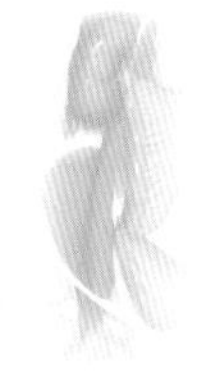

为什么还要做逆行尿路造影?

- 逆行尿路造影是顺行尿路造影的补充性检查手段，诊断目的与顺行尿路造影相同。
- 逆行尿路造影主要用于顺行尿路造影显影不良的患者，尤其是上尿路梗阻远端输尿管情况不明者，对于肾功能不全或碘过敏的患者也可以安全使用。

逆行尿路造影是顺行尿路造影的补充检查手段，诊断目的与顺行尿路造影是相同的，主要用于顺行尿路造影显影不良或碘过敏的患者，尤其是上尿路梗阻远端输尿管情况不明者。对于没有行肾造瘘术的患者，逆行造影是必要的检查方法，其目的是显示上尿路，尤其是梗阻远端的上尿路形态；此外，还可以在 X 线透视下观察造影剂的动态排出过程。

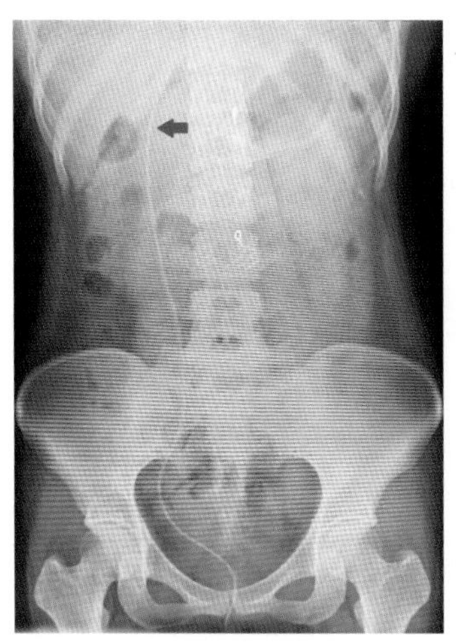
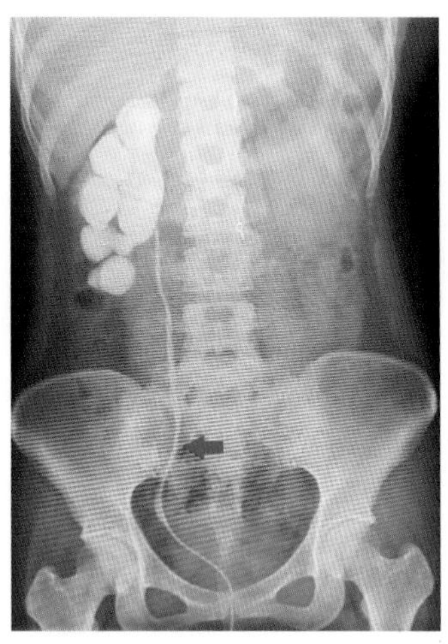

图 2-17　逆行尿路造影的成像

红色箭头为逆行插入的输尿管导管。

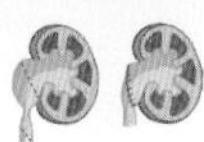

逆行尿路造影的检查步骤

检查开始先行膀胱镜检查，然后向患侧输尿管内插入输尿管导管，拍摄一张尿路平片观察输尿管导管的位置是否合适，明确位置合适后，向输尿管导管内注入造影剂。一般以注药时患者腰部有酸胀感为度。

表 2-4 顺行尿路造影与逆行尿路造影的比较

	顺行尿路造影		逆行尿路造影
	静脉尿路造影	经皮肾造瘘术顺行尿路造影	
检查方式	经静脉注入造影剂，造影剂由肾排泄到尿路中，在X线透视下将尿路显影	经皮肾造瘘术管向肾盂和输尿管内注入造影剂，在X线透视下，显示尿路形态	经膀胱镜逆行插入输尿管导管，通过导管向肾盂和输尿管内注入造影剂，在X线透视下，显示尿路形态
静态成像特点	同时显示双侧肾盂、输尿管的形态	显示被检查一侧的肾盂、输尿管形态，针对性更强	显示被检查一侧的肾盂、输尿管形态，相比静脉尿路造影更加清晰
动态成像特点	显示排尿动态过程，例如排空时间延长也可反映肾积水	可以短暂显示排尿动态过程	可以短暂显示排尿动态过程
主要作用	肾积水的基本检查方法	尿路重建修复前重要的检查方法	尿路重建修复前重要的检查方法
创伤性	无创检查，不引起出血、感染，患者痛苦小	有创检查，可能带来出血、感染等副作用	有创检查，可能带来出血、感染等副作用，患者有一定痛苦
适用性	肾功能受损的患者，静脉尿路造影难以看清病变	肾功能受损患者也可以拍出清晰的影像结果	肾功能受损患者也可以拍出清晰的影像结果
碘过敏风险	静脉注射用的造影剂含有碘，可能引起过敏	造影剂不接触血液，过敏风险低	造影剂不接触血液，过敏风险低

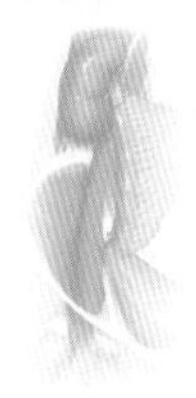

另外，如果有以下不适合进行逆行尿路造影的情况，在进行此项检查前应告知医师，以便选择其他检查方法：严重的泌尿道先天性畸形者、尿道狭窄、急性膀胱炎、严重膀胱疾病、尿道感染、急性肾盂肾炎、输尿管炎、膀胱挛缩、严重全身衰竭、严重心血管疾病的患者。

 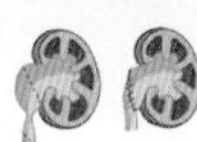

什么时候需要进行联合造影检查?

- 一般适用于输尿管狭窄严重甚至闭锁的患者，同时行肾造瘘管顺行及逆行插管的联合造影，可明确狭窄段部位、长度及严重程度，是其他检查无法替代的。
- 本检查通常用于输尿管完全离断、输尿管闭锁、复杂长段狭窄及多处狭窄的患者。

联合造影即顺行造影同时做逆行造影。对于输尿管狭窄的患者，由于各种原因（严重外伤、放疗），输尿管完全离断、闭锁或复杂长段狭窄（狭窄长度大于 3cm 或多处狭窄），单纯顺行或逆行造影，往往造影剂不能通过狭窄段，因此不能确定狭窄段的具体部位及狭窄长度。联合造影可以更直观地确定狭窄段的上下两端的位置，评估狭窄段的长度，为手术提供更直接有效的定位。肾造瘘管顺行联合逆行插管造影是静脉肾盂造影、CT 及磁共振等无创检查所无法替代的，它可明确狭窄段的真实长度及复杂程度，从而确定病变部位，制定治疗方案。

顺行联合逆行插管尿路造影的检查步骤

留置肾造瘘管的输尿管狭窄患者，先使用膀胱镜于病变侧输尿管内逆行插入输尿管导管，X 线下确定输尿管导管及肾造瘘管位置，然后由肾造瘘管及输尿管导管先后或同时注入造影剂使输尿管显影（可参见顺行造影和逆行插管造影的具体步骤）。

联合造影的注意事项

由于联合尿路造影可能引起感染，在造影检查前，需要评估肾

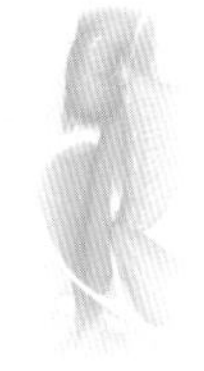

造瘘术后尿液的感染情况，感染严重者需先控制感染，再行造影检查。

在造影检查后，通常需要口服抗生素以预防感染，如有特殊不适，可于急诊进一步就诊。

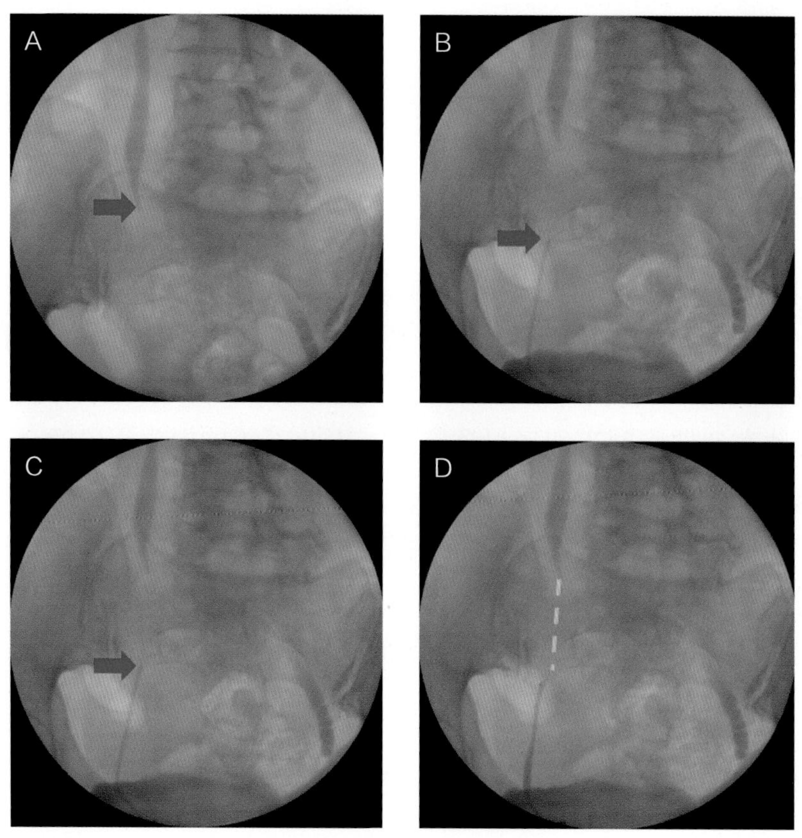

图 2-18　顺行和逆行联合尿路造影的成像

A. 箭头处为狭窄段近端；B. 箭头处为逆行插入输尿管导管可上行的最高位置；C. 箭头处为逆行打入造影剂后显示的狭窄段远端；D. 黄色虚线所显示的造影剂充盈缺损处输尿管为狭窄段。

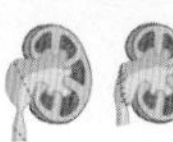

什么是上尿路影像尿动力学检查？

- 上尿路影像尿动力学检查是临床上用于诊断上尿路疾病、评估治疗效果的重要方法。
- 本检查通过测定肾盂与膀胱压力差的变化评估输尿管的蠕动功能。

尿动力学是一个重要的检查方法，它是利用流体力学和电生理学的原理，对尿路系统的动力、压力、流量及括约肌功能状态等进行检查。上尿路影像尿动力学检查将尿动力学研究与顺行肾盂造影相结合，通过造影剂恒定流速灌注肾盂来评估上尿路的功能，可以获得动态图像，同时实时测量压力。这对上尿路梗阻的诊断和评估上尿路修复手术效果有重要意义。

上尿路影像尿动力学检查步骤

1. 患者取仰卧位或立位，留置肾盂测压管及膀胱测压管，分别与造影剂泵管和压力传感器相连。

2. 将按比例稀释的造影剂，以 5 ~ 20ml/min 的速度经肾盂测压管缓慢注入肾盂，直至压力稳定状态。

3. 记录肾盂和膀胱内压力，计算肾盂膀胱压力差，实时观察顺行造影显示的上尿路形态。

4. 根据检查结果，拔除或更换肾造瘘管。

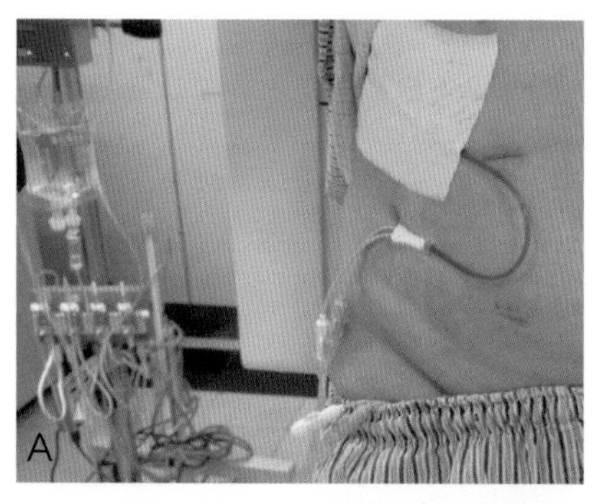

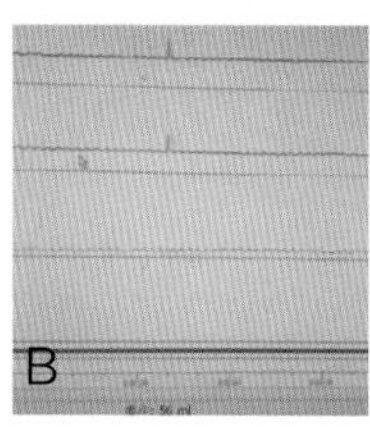

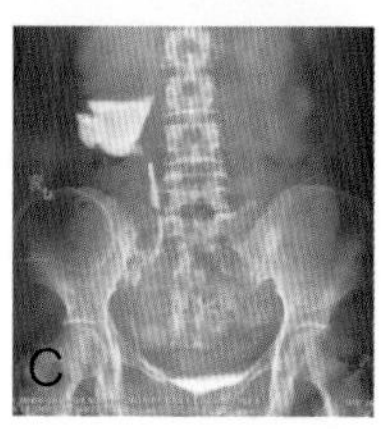

图 2-19　上尿路影像尿动力学检查

A. 管路连接；B. 实时测压；C. 实时顺行造影。

检查有哪些注意事项？

1. 检查前不需要禁食水，正常饮食。

2. 检查前需排空膀胱。

3. 这个检查相对安全，很少出现碘剂过敏的问题。

4. 在急性感染期，比如存在发热，腰痛、尿频、尿急、尿痛等症状时，不宜做该检查。等感染控制后再行该检查。

5. 月经期和妊娠期不能做该检查。

6. 该检查一般疼痛感较低，仅需要插入两个小细管（测压管），且测压管只有普通尿管的 1/2 粗细。

7. 灌注过程中由于肾盂内压力高可能会引起腰部不适，停止灌注后症状缓解，可继续灌注；若症状不缓解，应停止灌注。

8. 检查前肾造瘘管不用刻意夹闭或放开。

9. 检查后如出现发热、血尿、腰痛等不适症状，需要及时到医院就诊。

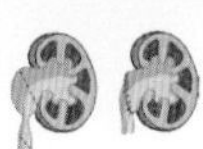

检查结果如何解读?

根据压力和显影情况将上尿路影像尿动力学检查结果分为以下3种类型。

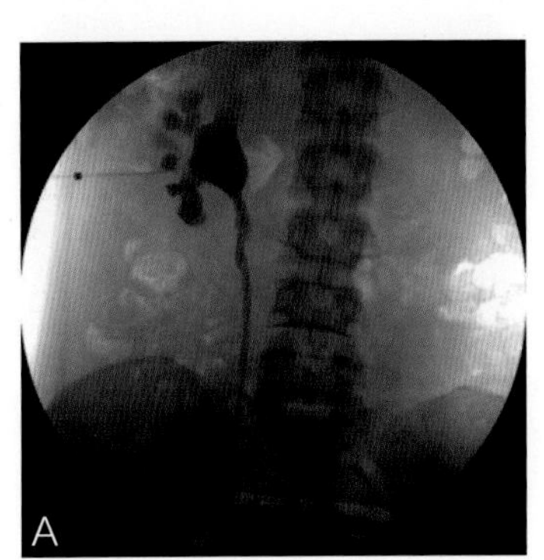

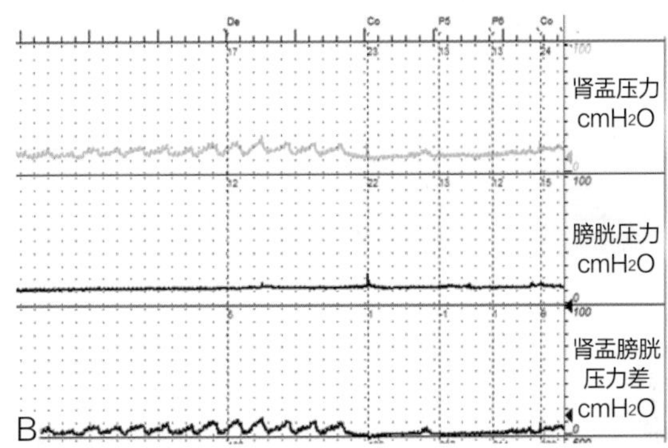

图 2-20 上尿路影像尿动力学检查 I 型结果

A. 顺行造影；B. 实时测压。

I 型：肾盂膀胱压力差在基线处保持稳定，肾盂膀胱压力差 < 15cmH_2O。顺行造影显示肾盂输尿管 / 重建输尿管显影良好、膀胱显影充分，拔除肾造瘘管后无须其他处理。此结果是正常范围内的检查结果，这也是用来判断肾造瘘管是否可以拔除的依据之一。

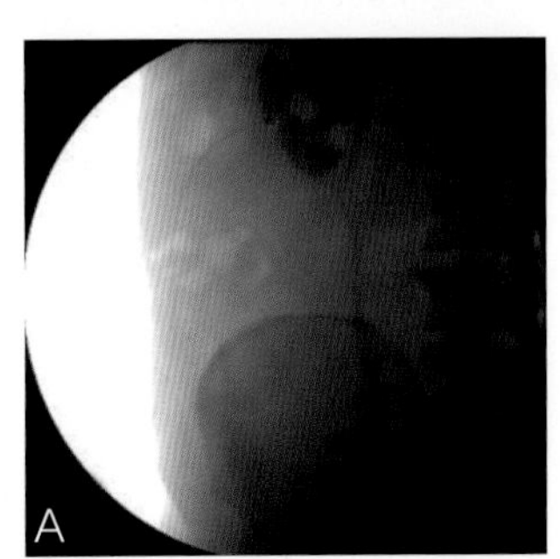

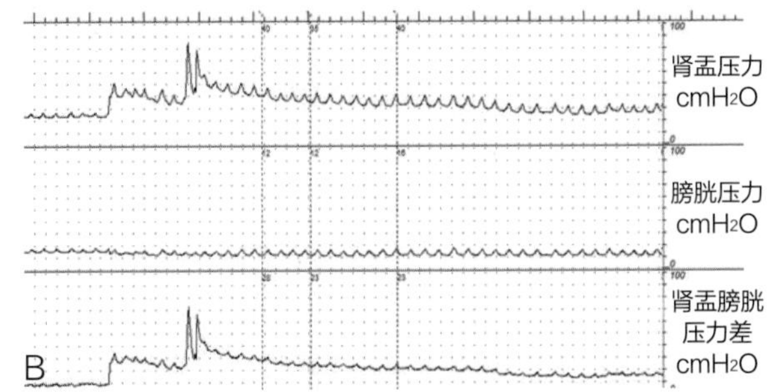

图 2-21 上尿路影像尿动力学检查 II 型结果

A. 顺行造影；B. 实时测压。

Ⅱ型：肾盂膀胱压力差随灌注而升高，输尿管蠕动仍存在，膀胱肾盂压力差处于 15 ~ 22cmH_2O 之间；应结合顺行造影情况判断能否拔除肾造瘘管。

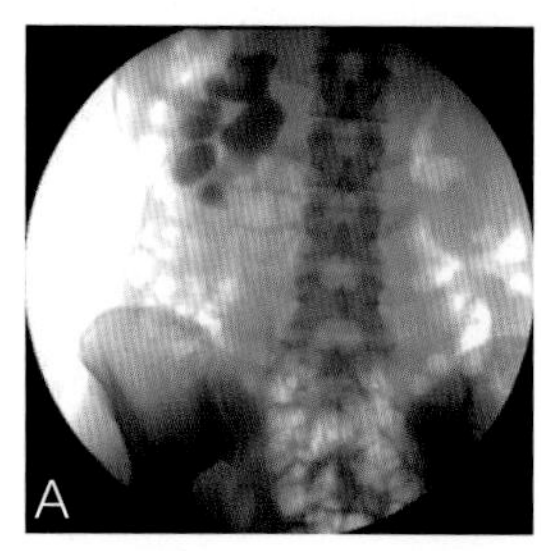

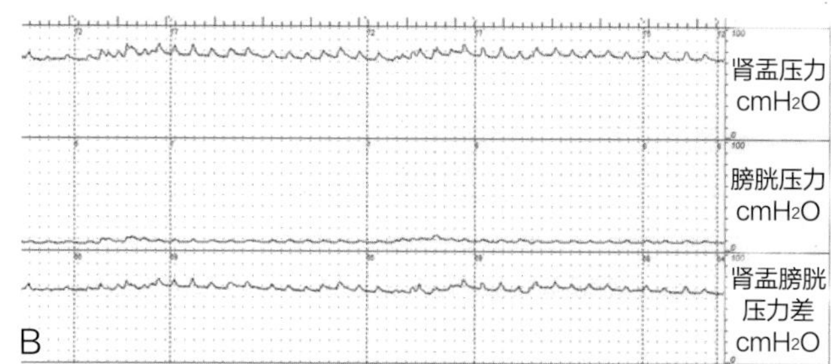

图 2-22　上尿路影像尿动力学检查Ⅲ型结果

A. 顺行造影；B. 实时测压。

Ⅲ型：肾盂膀胱压力差随灌注而增加，始终 ≥ 22cmH_2O，输尿管蠕动微弱或消失，顺行造影显示肾盂输尿管扩张积水、膀胱显影不明显，甚至有造影剂经皮肾造瘘术口外渗。保留肾造瘘管，接受进一步检查或治疗。

上尿路影像尿动力学检查前，需要先对患者行超声引导下肾盂穿刺、留置肾造瘘管，有创性操作限制了其在临床中的应用。北京大学第一医院泌尿外科不断总结经验，对其进行了改良，并通过科学的研究明确这项检查是安全可行的。它不仅可以评估上尿路重建术后的恢复情况，也适用于术后肾积水程度无明显改善的患者，用于判断拔除肾造瘘管的时机。

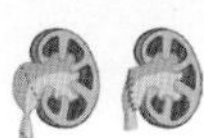

肾动态显像是什么？

- 肾动态显像最独特且最重要的功能是可用来评估单侧肾功能，评估患侧肾脏是否存在治疗意义。
- 注射利尿剂的肾动态显像还可评估尿路梗阻的性质与程度。

肾动态成像原理

静脉注入能被肾脏浓聚、迅速经尿排除的显像剂，用 γ 相机或 SPECT 动态连续或间隔一段时间多次采集系列影像，可观察显像剂在腹主动脉、肾动脉、肾实质和尿路的动态过程。

经计算机影像处理后，可获得肾血流灌注图像、功能动态图像以及绘出双肾的时间 - 放射性曲线（TAC）。

肾动态成像应用

对于肾积水患者，肾动态显像的最主要目的就是判断是否存在尿路梗阻和梗阻的性质，以及患肾功能，评估患侧肾脏是否存在治疗意义。

肾动态成像检查方法

患者准备正常饮食，检查前 30 分钟饮水 300ml，临近检查前排尿。患者坐位或仰卧位，经肘静脉以“弹丸”式推注显像剂。

肾动态显像报告的解读

作为非医学专业人士，仅需了解肾动态显像所反映的分肾肾小球滤过率及了解时间 - 放射性曲线（TAC）所反映的临床意义即可。

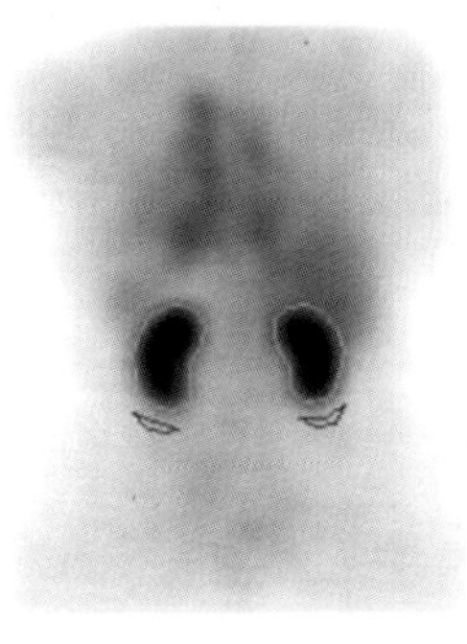

Kidney	Left	Right
Kidney Area (cm^2)	48.22	44.95
Kidney Depth (cm)	5.02	5.05
Perfusion Index	359.48	466.96
Uptake% (Int)	50.96	49.04
GFR (ml/min)	46.72	45.18

注释：
Kidney Area：肾脏面积　Kidney Depth：肾脏深度
Perfusion Index：灌注指数　Uptake%：分肾摄取占比
GFR：肾小球滤过率

图 2-23　肾动态显像分肾功能结果

肾动态显像最独特且重要的作用是可以量化单侧肾脏功能，即单侧肾功能结果。北京大学第一医院成人肾小球滤过率（GFR）正常参考值：双侧 > 68ml/min，单侧肾 > 34ml/min。

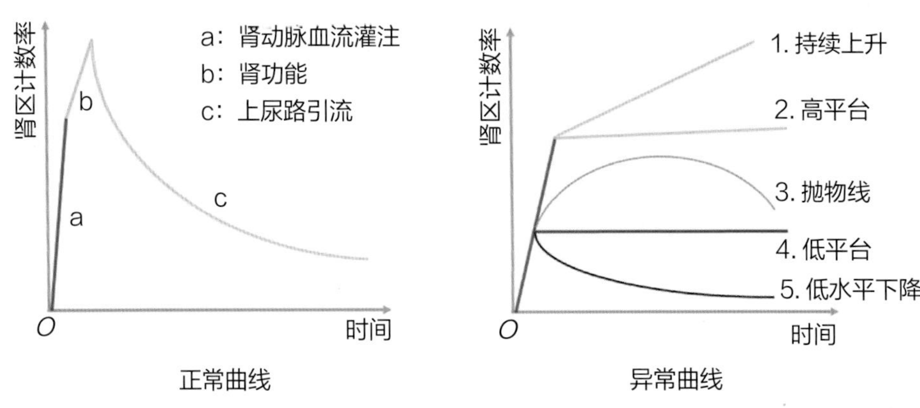

图 2-24　时间 - 放射性曲线（TAC）

时间 - 放射性曲线（TAC）反映的临床意义

1. 持续上升　单侧多见于急性上尿路梗阻，双侧多见于急性肾衰竭或双侧尿路引流不畅。

2. 高平台　多见于上尿路梗阻伴重度肾积水。

 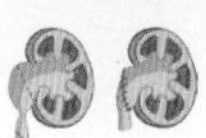

3. 抛物线 多见于上尿路梗阻伴轻中度肾积水，脱水、肾功能损害、肾缺血也可出现。

4. 低平台 多见于慢性上尿路重度梗阻伴肾积水，也可见于肾功能严重损害和急性肾前性肾衰竭。

5. 低水平下降 肾功能极差、无功能、肾切除后或肾缺如。

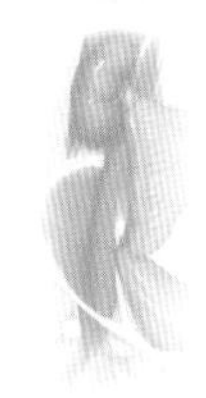

基因检测在肾积水诊断中的应用

- 基因检测是通过血液、其他体液或细胞对 DNA 进行检测的技术，借此识别病因或预测患病风险。
- 对于泌尿系统先天性畸形导致的肾积水患者，可以进行基因检测，以便明确疾病发生的原因，在条件允许情况下进行早期预防。

什么是基因检测

基因检测是一种通过血液、其他体液或细胞来检测 DNA 的技术。将从被检测者中提取的外周血或组织细胞，通过专业设备检测其中的 DNA 分子信息，分析基因类型和存在的基因缺陷，借此识别病因或预测患病风险。

基因检测的作用

基因检测主要是帮助临床医师明确疾病诊断，明确疾病发生的原因，进而在临床治疗方面提供更多的信息，并为患者及家庭提供遗传咨询的依据。

哪些人应该进行基因检测?

①年幼发病或虽已成年但由于疾病进展较慢怀疑年轻时即起病患者；②近亲患有与遗传密切相关的肾积水；③发现与遗传性肾积水相关的症状或疾病；④家族中有成员具有已知的遗传突变；⑤双侧泌尿系积水性病变（良性）。

目前部分已知的肾积水相关基因

表 2-5 部分已知的肾积水相关基因

BMP4、*ID2*	低表达致 UPJ 梗阻段平滑肌发育异常
SOX17	膀胱输尿管反流 3 型、巨输尿管症
22q11.2 微缺失综合征	泌尿系统畸形
HMGI-C	盆腔脂肪增多症
PKD1/PKD2	多囊肾相关疾病
其他相关详情请咨询专业医师或遗传咨询师	

第三章

治疗

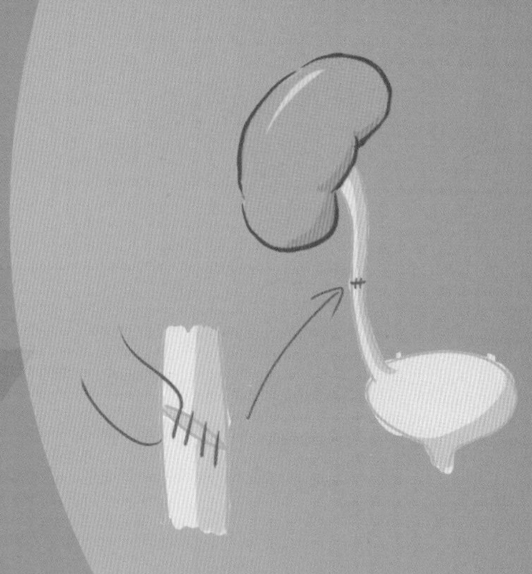

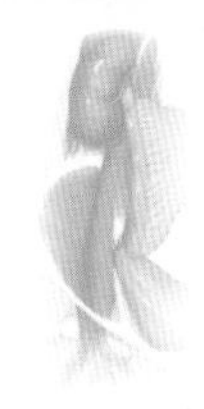

肾积水的治疗原则，保守还是手术？

- 由梗阻导致的肾积水，治疗最基本原则是解除梗阻，恢复尿路的连续性及通畅性。
- 各种治疗方法最终目的在于保护肾功能，提高生活质量。
- 治疗方案应全面分析，考虑周全，在医患双方充分沟通基础上，选择最合适的方案。

肾积水基本治疗原则

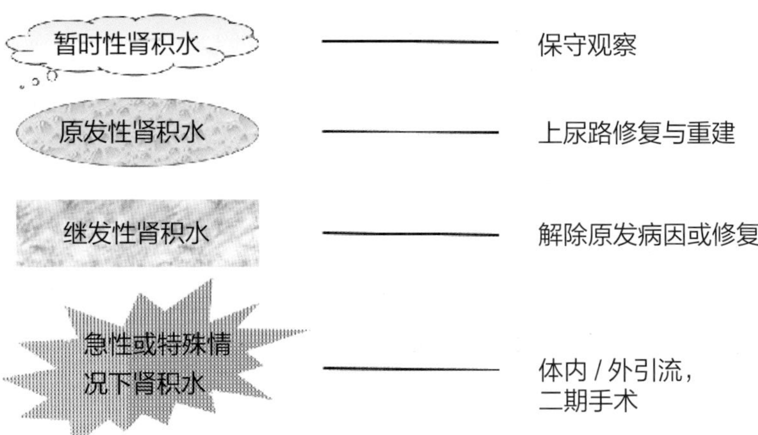

图 3-1　肾积水基本治疗原则

1. 暂时性肾积水　对于病情发展缓慢，积水程度轻，没有特殊症状，如慢性炎症水肿所致的肾积水，部分患者可以采用药物治疗，消炎解痉，达到治疗目的，此种情况需要遵从医师嘱托，定期

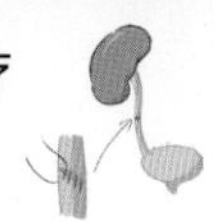

复查。

2. 原发性肾积水 病变本身位于输尿管，且非输尿管恶性肿瘤因素。包括先天性畸形，需要长期放置体内支架管或者肾造瘘管，患者本身对于生活质量要求比较高时，可以接受上尿路修复与重建的相关治疗。

3. 继发性肾积水 病变非本身位于输尿管，或者是输尿管肿瘤。对于已明确病因的肾积水患者，比如结石、结核、前列腺增生、输尿管肿瘤梗阻压迫，需要积极通过治疗去除导致这些病变的原因，恢复输尿管通畅性。

去除病因后仍存在肾积水的患者，则需要考虑行上尿路修复手术治疗。

4. 急性或特殊情况下的肾积水 对于短时间内出现的肾积水，并出现严重感染，或者患者病情重，可以紧急放置体内输尿管支架或者体外肾造瘘管，先将肾内积蓄的尿液引出体外，最大程度保护肾功能，待患者病情稳定后，再根据具体情况处理。

对于年龄大，手术风险高，预计手术治疗获益少，或者对生活质量要求不高的患者，长期放置体内输尿管支架或者体外肾造瘘管也是一种可行的选择。

手术治疗需要考虑的因素

如果患者及家属具有强烈手术治疗意愿时，患者具有手术指征，且没有明确的手术禁忌，行手术治疗可以使患者获益最大，可以考虑进行手术治疗，治疗前需要综合考虑以下几点因素。

表3-1 肾积水手术需要考虑的因素

考虑因素	原因
年龄	青年患者，多考虑修复手术，尽可能保留肾脏 老年患者，若手术风险较高，需综合考虑手术利弊，采用简单有效的治疗方法
肾功能损坏程度	积水的肾脏还有1/5以上的正常组织，考虑保留价值大，应尽量予以保留
对侧肾功能情况	在两侧均有梗阻的情况下，需综合考虑。两侧肾功能尚可时，宜先对肾功能较差侧施行手术，使两肾功能均能充分恢复；如两侧肾功能均差时，应选择肾功能较好的一侧先行手术，对侧亦应尽快施行手术
梗阻的感染程度	严重感染时，不能进行上尿路修复，需先行抗感染治疗和支架管/肾造瘘术引流，待感染控制满意后，再考虑进行手术治疗

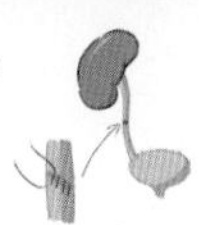

为什么手术后还有肾积水？

- 对于肾积水的治疗方法有很多，医师会根据病情的不同采取不同的治疗方案。
- 很多患者接受了各种治疗后，但仍有肾积水，但这不一定意味着治疗无效或失败。
- 每个患者肾积水的病因、病情等各不相同，但希望得到治疗的目的基本相同，就是恢复“正常”。

大部分需要治疗的肾积水患者，在就诊的时候，患侧肾脏已经处于失代偿状态（功能或形态），其临床表现多样，其中以腰胀、腰痛为主。治疗的目的首先在于保护患侧肾功能，其次在于改善积水形态。

肾脏在从代偿期进入到失代偿期，即从不积水变成积水过程，通常需要经过一段时间，先天性疾病的变化时间较长，一旦进入失代偿期，肾脏的形态就很难恢复了，肾积水的恢复程度往往与肾积水的时间成反比，即肾积水时间越长，治疗后肾积水减轻程度越低，肾积水“消失”的可能性越小；肾积水时间越短，治疗后肾积水减轻程度越高，肾积水“消失”的可能性越大。

在接受真正意义上的修复手术治疗之前，部分患者为保护患侧肾脏的功能，则需长期体内置管，定期更换，甚至带着“小尾巴”——肾造瘘术，对正常生活造成很大影响，无法从事体力劳动甚至运动，从而产生一系列的蝴蝶效应。

因此，对于肾积水患者的手术目的就不仅仅局限于术后“无积水”这么简单，需要综合评估手术效果。我们团队对于手术成功做了如下的标准：

1. 脱管 术后按预定时间拔管，体内、体外不再留置任何引流管。

2. 肾积水减轻并稳定 手术后肾脏积水程度较手术前减轻或“消失”，肾积水程度长期稳定。

3. 无症状 术前症状减轻或消失。

4. 无并发症 术后不发生相应的并发症，如结石、发烧、感染等。

5. 患侧肾功能稳定 术后患侧肾脏的GFR长期稳定。

上尿路重建修复手术的目的在于保留患侧肾脏，保护患侧肾脏功能，改善患者的生活质量，并不是仅限于“好看”“没有积水”。

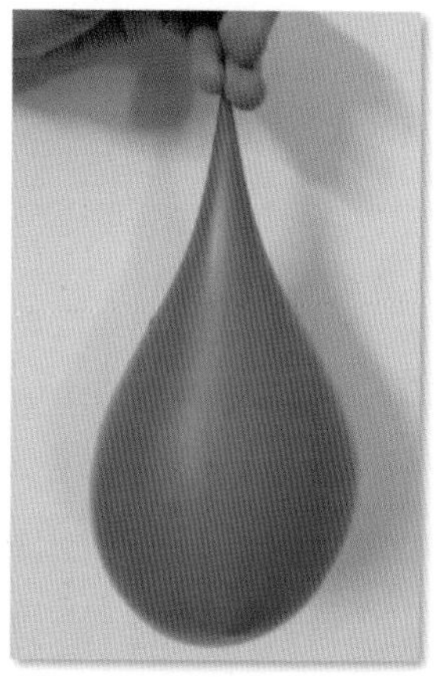

术前肾积水的肾脏

术前
积水长期压迫肾实质，肾脏功能受到损害，若不及时解除梗阻，肾脏最终将失去功能

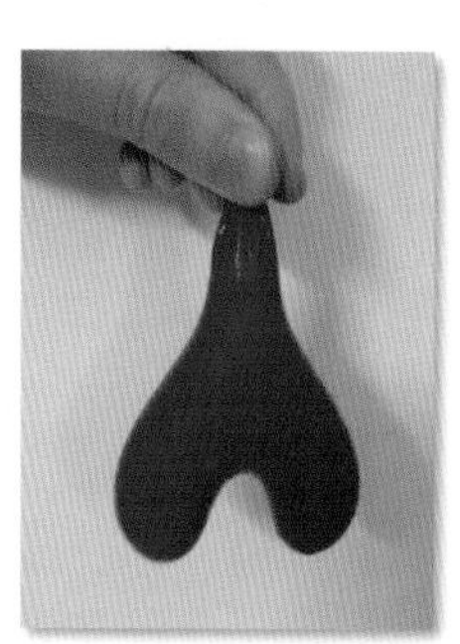

正常的肾脏
肾盂形态良好，无积水

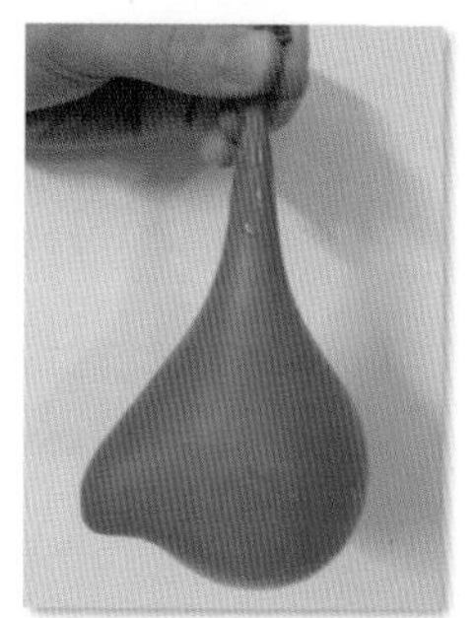

术后肾积水的肾脏

术后
解除梗阻后，缓解肾内压力，可改善肾脏功能。但由于术前长期肾积水导致的肾内病变，即使解除梗阻也不能完全恢复正常形态

图3-2 肾积水术前、术后与正常肾脏示意图

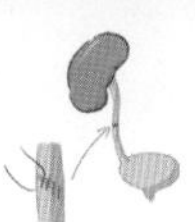

不同治疗方式的选择与比较

- 肾积水的主要病因是由于梗阻导致的，治疗基本原则是解除梗阻，恢复尿路的连续性及通畅性。
- 治疗方式包括放置输尿管支架、肾造瘘术、内镜下球囊扩张或内切开、输尿管切除吻合、肾盂成形术、输尿管膀胱再植术、膀胱瓣成形术和利用口腔黏膜 / 阑尾 / 回肠进行输尿管修复或重建等。
- 不同治疗方式的选择主要取决于患者的意愿和梗阻的部位、长度，同时梗阻的病因、类型、患者的身体状态也是重要的参考依据。
- 各种治疗方法的最终目的在于保护肾功能，提高生活质量。

肾积水的治疗方法种类较多，每种治疗方法的适用情况不尽相同，下表归纳了目前肾积水主要治疗方法、适用情况及作用。

表 3-2 肾积水主要治疗方法、适用情况及作用

主要治疗方法	适用情况	作用
放置输尿管支架	梗阻严重但仍可放置输尿管支架	支撑输尿管，防止输尿管狭窄，起到引流尿液的作用
肾造瘘术	无法放置输尿管支架，且迫切需要进行尿液引流，保护肾功能	引流尿液，缓解肾内压力
内镜下球囊扩张或内切开	梗阻长度短，且周围组织压迫情况轻	解除较短的梗阻
肾盂成形术	肾盂输尿管连接部狭窄，且狭窄长度较短	解除肾盂输尿管连接部梗阻
输尿管切除吻合术	输尿管病变长度较短	解除较短的梗阻

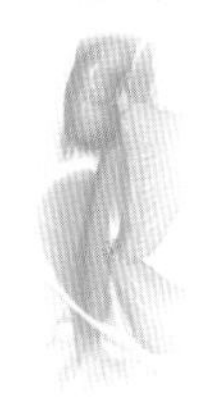

续表

主要治疗方法	适用情况	作用
输尿管膀胱再植术	输尿管末端狭窄，且狭窄长度较短	解除输尿管末端较短的梗阻
膀胱瓣成形术	输尿管中下段狭窄，且狭窄长度较长	解除输尿管中下端较短的梗阻
阑尾 / 口腔黏膜补片修复	输尿管狭窄长度相对较长，且有合适长度的自身补片材料	解除狭窄长度较长的梗阻
小肠替代输尿管	长段的输尿管狭窄，且无法通过上述方法修复	解除长段输尿管梗阻

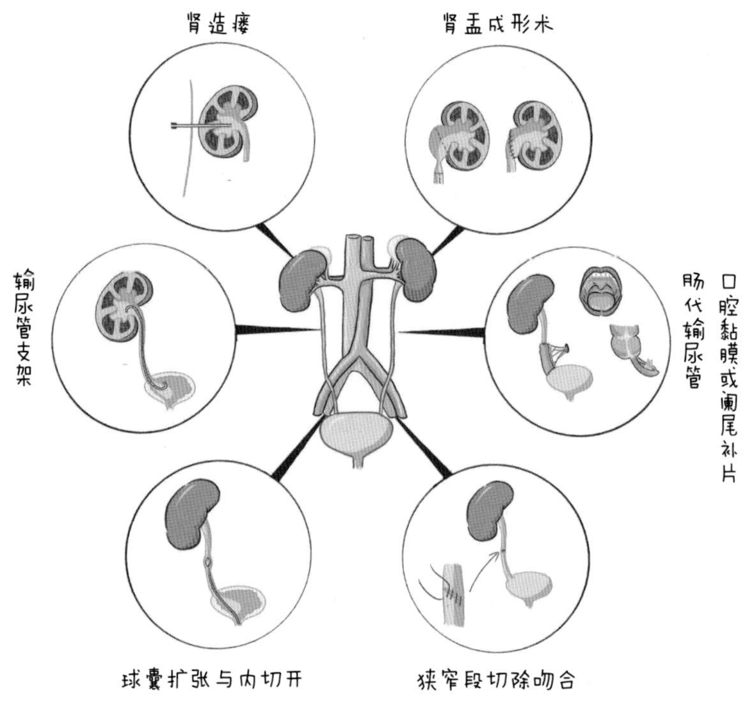

图 3-3　肾积水治疗的不同手术方式

手术的基本原则

解除梗阻，恢复输尿管的连续性。

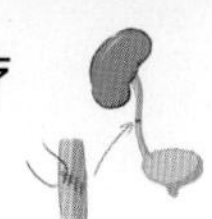

手术方案的选择

取决于患者的意愿和梗阻的部位、长度，同时梗阻的病因、类型、患者的身体状态也是重要的参考依据。

每位患者均需要根据实际情况个性化选择手术方案，以便达到最大获益。

手术的最终目的

最大程度保护肾功能，改善生活质量。

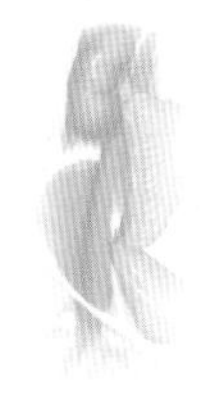

输尿管支架管的原理与应用

- 输尿管支架管主要起支撑输尿管、引流尿液、保护肾功能的作用。
- 支架放置在输尿管内，上端位于肾盂内，下端位于膀胱内。

泌尿系统的一个重要功能，就是将尿液由肾经过输尿管向膀胱输送。无论什么原因导致输尿管狭窄，都会引起上尿路梗阻，影响尿液顺畅地输送，最终出现该侧肾积水、肾功能损失。在病因祛除之前，或在手术治疗之后，可以临时放置输尿管支架管引流尿液。但输尿管支架管放置于体内可能出现腰痛、血尿、尿路刺激等症状，且需要定期更换新的支架管，是一种治标不治本的治疗方式。

什么是输尿管支架管

输尿管支架管，是输尿管内留置的中空的引流管，因其自然状态下两端蜷曲，又称双猪尾管、双 J 管或者 D-J 管。放置于肾盂内、输尿管全程、膀胱内，作用为支撑输尿管，引流尿液进入膀胱，缓解上尿路压力，减少肾积水，保护肾功能。

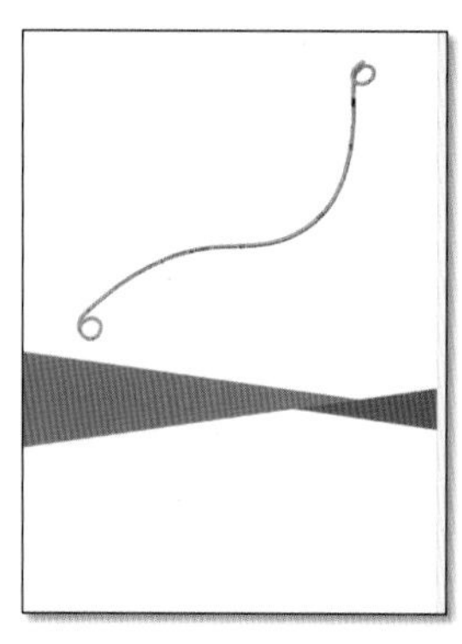

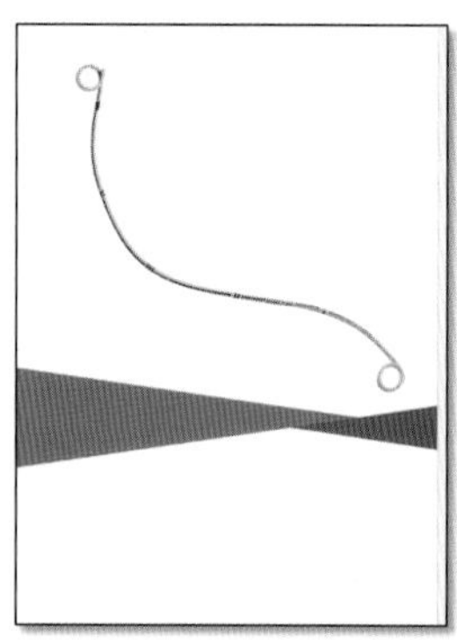

图 3-4 输尿管支架管

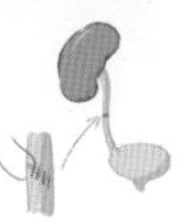

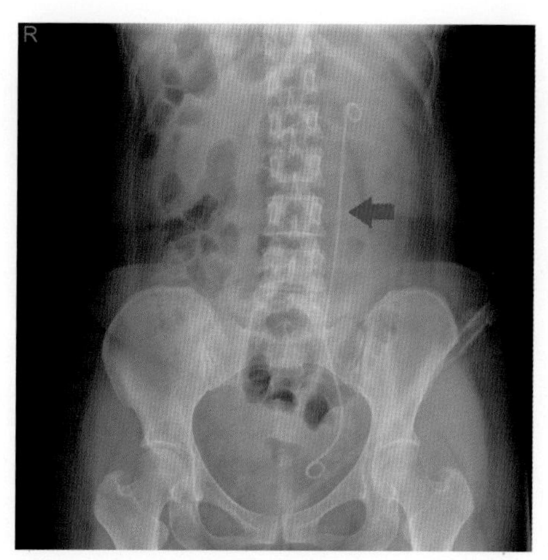

图 3-5 腹部平片中的输尿管支架管（箭头）

输尿管支架管有哪些种类?

多由高分子材料制成，也有用金属材料的。常用支架管在体内可以放置 3 月，有些特制的支架管在体内放置时间可长达 1 年。金属支架管可以在体内放置更长时间，主要用于顽固性狭窄和肿瘤压迫梗阻。

双 J 输尿管支架：由聚氨酯、硅胶或各种聚合物制成，一般每隔 3 ~ 6 个月更换一次。其价格较低，是目前临床上使用最多和最广泛的输尿管支架管。长度有多种选择，成人最常用的为 26cm 和 28cm 两种，粗细包括 5F（1.6mm 左右），6F（2mm 左右），7F（2.3mm 左右）三种类型。

金属输尿管支架：目前包括的常见类型为 Resonance ™ 金属输尿管支架、Memokath ™ -051 镍钛合金输尿管支架、Allium ™ 覆膜支架和 Uventa ™ 覆膜支架等。

Allium 覆膜支架：是一种覆膜大口径金属网状支架，用于输尿管局段支撑作用。由于其独特的材料结构，这种新型支架引起的相关刺激症状较少。其主要不适症状为血尿及下尿路刺激，这可能与支架放置时突出膀胱内较长刺激膀胱黏膜有关。其优势主要有以下特点：①局段支撑对尿路系统的刺激更少，反流少；②自膨胀支撑方式不容易上下移动；③金属丝螺旋编织结构柔韧性好，患者的异物感较弱；④取出方便。目前该种支架在我国尚缺乏长期留置的观察数据。

Allium 支架目前主要应用于：①结石术后输尿管狭窄；②肾盂输尿管连接部狭窄、膀胱与输尿管连接部狭窄的支撑；③盆腔肿瘤术后放化疗所致狭窄；④泌尿系结核引起的输尿管狭窄；⑤腹膜后纤维化所致肾积水对症治疗；⑥某些特殊类型输尿管狭窄，如输尿管阴道瘘及移植肾输尿管狭窄。对于恶性肿瘤所致的输尿管狭窄，Allium 支架能够减轻患者多次更换支架的痛苦。虽然 Allium 支架较双 J 管留置体内的时间可以更长，但也有文献报道置入 Allium 支架出现支架移位、结石复发等问题。同时 Allium 支架价格较为昂贵，需考虑患者经济负担。对于年老患者且对生活质量要求较高的患者可以作为治疗方式之一。

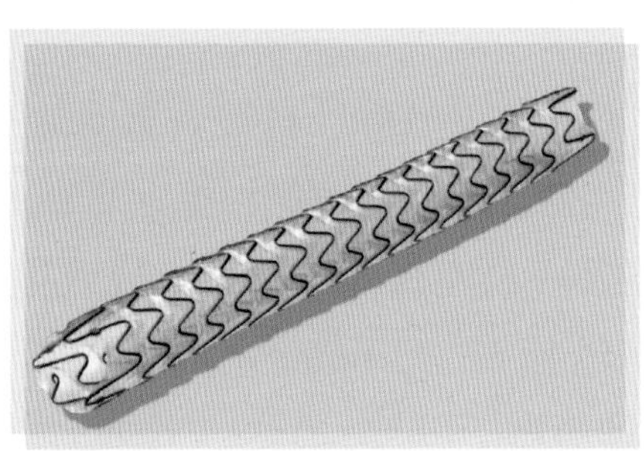

图 3-6　Allium 覆膜支架

输尿管支架管置入后注意事项

输尿管支架管完全位于体内，多数患者可以很好地适应，日常生活、工作无明显限制和不适感。长期留置输尿管支架管时，需要注意定期更换（一般 3～6 个月）。病情恢复后要及时拔除，以免遗留在体内。

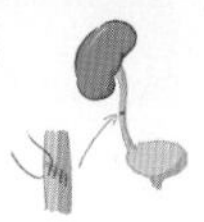

需要注意的是，输尿管支架管作为异物置入体内，有时难以避免地会出现血尿、腰部不适、下腹部不适、排尿刺激症状、支架管移位、异物感等，尤其出现在大量活动后，此时患者不必惊慌，一般情况下，可以通过多饮水、增加排尿次数、避免憋尿、改变体位、适当休息等方法使症状得到改善，如出现发烧、血尿严重、伴有血块等情况，就需要到医院就诊。

如果输尿管支架管引流效果不佳，或反复严重尿路感染，形成大量结晶时，医师可能会建议患者改行其他方法对肾功能进行保护。

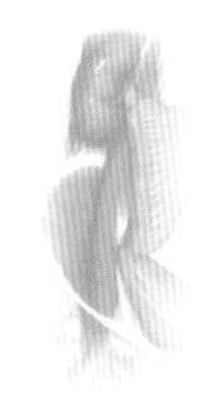

为什么有些人要先做肾造瘘术？

- 肾造瘘术的目的是引流肾盂内的尿液，改善肾功能，减轻肾实质、肾盂和输尿管炎症。
- 输尿管梗阻、肾积水的患者，在无法放置输尿管支架管情况下，肾造瘘术是保护肾功能切实有效的方法，并能使输尿管得到充分的休息。
- 肾造瘘术多作为解除梗阻的暂时性措施，最终解除梗阻仍需要针对病因进行相应治疗。

输尿管梗阻引起肾积水，如不及时治疗，将逐渐出现肾组织萎缩，时间一长会对肾脏造成严重的影响，最终将会导致尿毒症的发生，医师可能会建议放置输尿管支架管进行尿液引流，缓解肾积水，但在有些情况下，如输尿管支架放不进去的时候，就必须通过肾造瘘术来解决问题。

肾造瘘术，即肾穿刺引流，是在超声或者 X 线定位下，用穿刺针通过腰肋部皮肤穿刺到病变肾脏，将引流管置入肾盂内的微创尿液引流方法，一般可在局麻下完成。

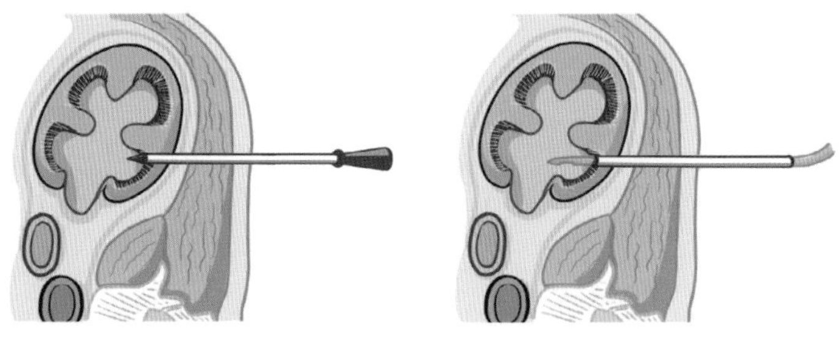

图 3-7　肾造瘘术示意图

穿刺针（左）；肾造瘘管（右）。

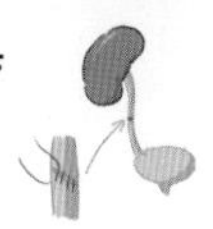

肾造瘘术适用于各种暂时或永久不能祛除病因而又需要保护肾功能者，可以引流肾盂尿，减轻肾实质、肾盂、输尿管炎症及压力，改善肾功能，通常这种手术多作为缓解梗阻的暂时性措施。

需要注意的是，有一部分患者，在手术前需要行肾造瘘术，并在行上尿路重建手术后仍然继续留置肾造瘘管，行相关检查判断输尿管的通畅性，根据恢复情况择机拔除。

表 3-3 肾造瘘术的作用与风险

肾造瘘术的作用	肾造瘘术的风险
1. **保护肾脏** 肾造瘘术可充分引流患侧肾内尿液，减轻肾盂压力，改善患侧肾功能，尤其是留置输尿管支架管仍不能改善肾功能者 2. **控制感染** 引流肾脓液，改善患者感染中毒症状，常见于肾积脓、严重肾盂肾炎以及肾积水合并泌尿系感染者 3. **输尿管休息** 留置肾造瘘管引流尿液，可使尿液不经过患侧输尿管，从而使患侧输尿管得到充分休息，消退炎症反应，促进输尿管周围瘢痕和狭窄稳定 4. **协助检查** 手术前通过肾造瘘行造影检查，明确输尿管病变位置、长度，而术后可通过肾造瘘管，注入造影剂或测压检查，从而评估手术疗效 5. **治疗通道** 通过肾造瘘术处理肾脏、输尿管内病变，如结石、肿瘤、狭窄等	1. 术中出现出血、损伤或继发肾造瘘术后相关感染，以及某些少见的并发症，如误穿结肠或血管等 2. 造瘘管部分位于体外，对患者生活质量存在负面影响 3. 术后可能会出现出血、尿外渗、结石、反复泌尿系感染、造瘘管脱出或堵塞等 4. 长期留置肾造瘘管时，造瘘管表面可能会形成结晶、细菌膜，引起出血、感染、拔管困难等，故需要定期更换 5. 不能实施肾造瘘术的情况主要包括：长期口服抗凝或抗血小板药物、存在凝血功能障碍及出血倾向、日常不能配合保护肾造瘘管等

肾造瘘术后需要注意的事项

1. 注意保护肾造瘘管，妥善固定，避免拉拽及脱出。

2. 定期消毒管路周围伤口，避免感染。

3. 避免泡澡，由于造瘘管周围存在间隙，使得水或其他东西进入，可导致继发感染。

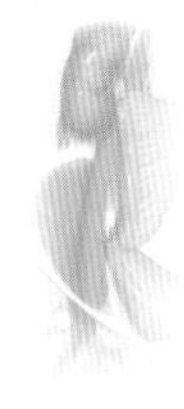

4. 保证充足的饮水量，使每天尿量达 2 000 ~ 3 000ml 以上，可有效预防结石和感染的发生。

5. 观察肾造瘘管引流液性质，记录每日肾造瘘术后引流量。

6. 多数情况下，在实施一侧的肾造瘘术后，可拔除该侧输尿管支架管，使输尿管组织得到充分休息，促进炎症消退。

7. 遵医嘱，定期更换肾造瘘管（具体时间根据病情、材质等），以避免因长期放置而产生结石或继发感染等。

8. 定期复查肾脏超声、生化，了解患侧肾功能情况。

9. 在实施输尿管修复手术后，于规定的复查时间通过肾造瘘管行顺行造影，可同时进行上尿路影像动力学检查，了解输尿管通畅情况。

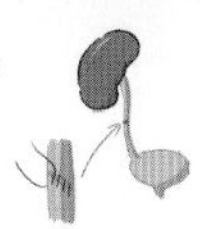

肾造瘘术后流程化方案

为什么肾积水术前需要肾造瘘术?

1. 肾造瘘术可以充分引流尿液，缓解肾脏的压力，减轻肾脏的负担，恢复肾脏的功能。

2. 对于肾积水并发感染的患者，通过造瘘管对脓液的引流能够改善患者的感染症状。

3. 对尿液进行改道，使尿液暂时不流经该侧输尿管或减少流量，有利于输尿管病变局部炎症吸收及稳定，提高再次治疗的成功率。

4. 上尿路影像尿动力检查或者顺行尿路造影等检查可以通过肾造瘘术通道进行，对术前诊断和术后疗效评估具有重要意义。

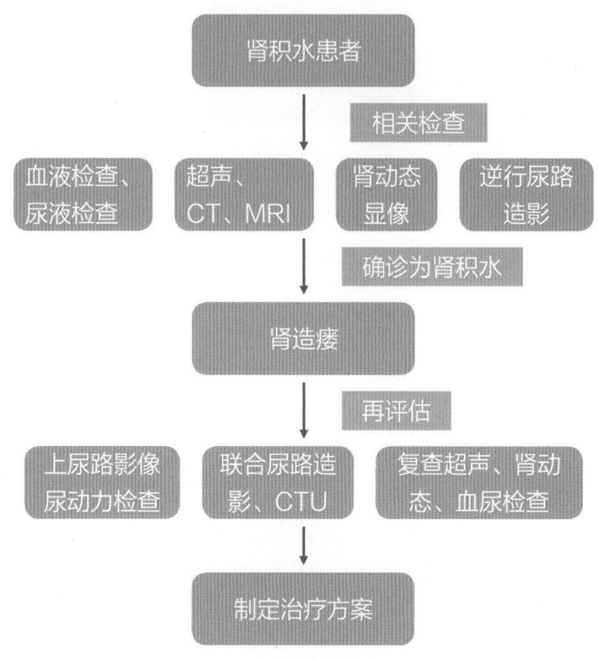

图 3-8 肾积水患者的诊疗流程

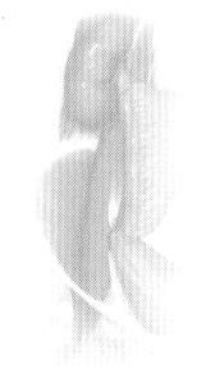

肾造瘘术后做什么检查?

1. 顺行尿路造影 经肾造瘘顺行尿路造影，是肾造瘘患者常用的一种X线检查方式。医师通过肾造瘘管，向其中注入造影剂，观察造影剂在尿路的分布及流动情况，判断肾盂、输尿管有无占位、是否通畅。该方法能够动态观察造影剂通过肾盂、输尿管的情况，判断梗阻发生的部位及严重程度。该检查方法对患者的肾功能影响较小。

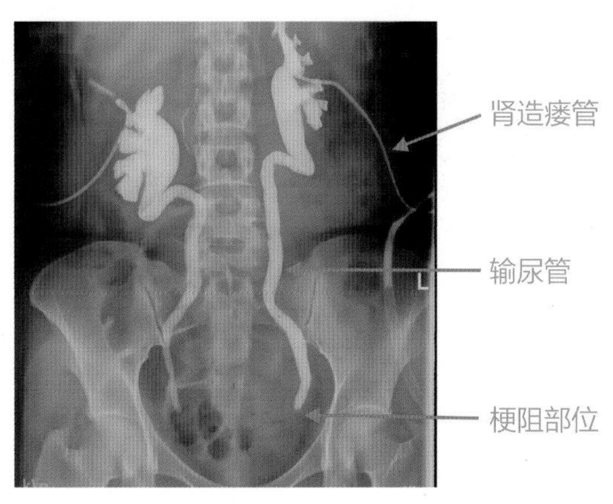

图 3-9 肾造瘘后的顺行尿路造影

2. 上尿路影像尿动力检查 上尿路影像尿动力学检查将尿动力学研究与顺行肾盂造影相结合，通过造影剂恒定流速灌注肾盂，获得动态图像，同时实时测定肾盂与膀胱压力差的变化，可以用于评估输尿管的蠕动功能。这对上尿路梗阻的诊断和评估上尿路修复手术效果有重要意义。

3. 定期复查超声、生化及肾动态检查 通过定期复查观察患侧肾脏的积水及功能变化情况，结合患者的病情制订进一步的治疗方案。

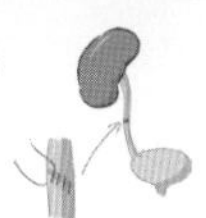

腔内治疗——内镜：球囊扩张与内切开

- 肾积水的内镜治疗主要指在输尿管镜直视下通过切开、球囊扩张等治疗方式使狭窄段的输尿管得以扩张。
- 球囊扩张可使输尿管狭窄部纤维瘢痕断裂，狭窄内径扩大，输尿管通畅性增加。球囊扩张可以在X线监视下或者输尿管镜直视下进行，达到解除梗阻的目的。
- 在输尿管镜下使用冷刀、电刀或者激光对狭窄部位进行局部内切开，临床上常和球囊扩张配合使用。

输尿管球囊扩张主要应用高压球囊，使用高压注射器向高压球囊内注射生理盐水或造影剂，可达到20～30倍大气压，高压球囊在高压状态下可将输尿管狭窄段撑开。因此，高压球囊主要用于治疗管腔内狭窄，且狭窄段不超过2cm。

输尿管狭窄部切开主要在输尿管镜直视下，对管腔内狭窄的瘢痕组织进行切开，同时置入输尿管支架进行支撑，凭借机体再生能力修复愈合，临床上的适应证与输尿管球囊扩张类似。

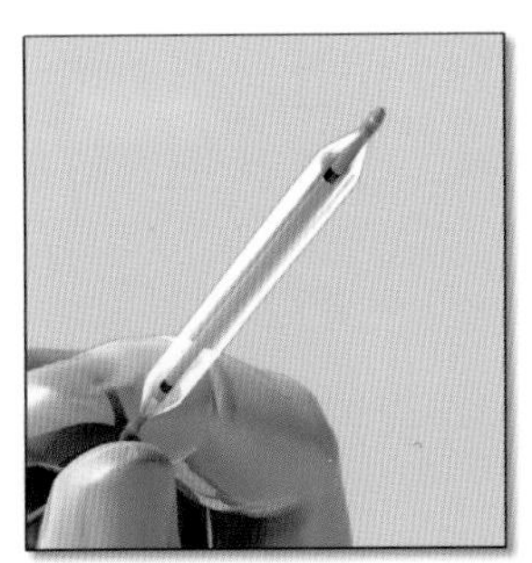

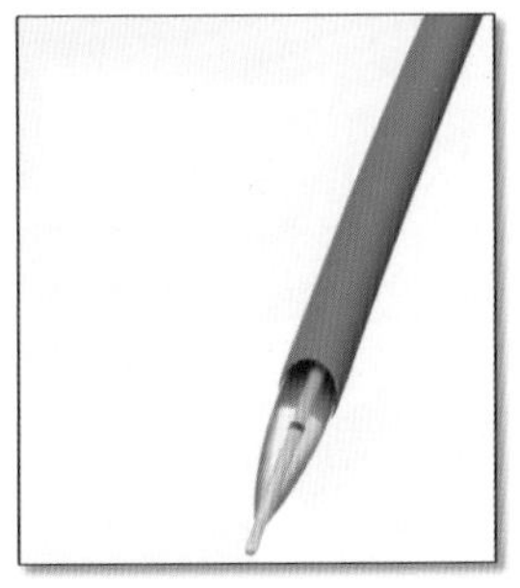

图3-10 输尿管球囊

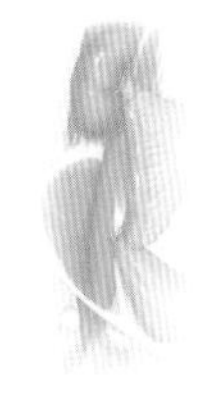

球囊扩张 / 切开治疗的优势

1. 对输尿管壁放射状扩张，或者定向切开，因而创伤小、并发症少。

2. 操作简单，手术时间短，对患者自身身体条件要求不高。

3. 可重复扩张，即使失败也基本不影响后续手术治疗。

球囊扩张 / 切开治疗的适用范围

1. 医源性梗阻，如输尿管手术、内镜操作、输尿管周围脏器手术误伤、输尿管肠吻合术后、肾移植术后等输尿管短段狭窄。

2. 巨输尿管。

3. 部分 UPJO患者。

4. 输尿管瓣膜。

影响输尿管球囊扩张 / 切开疗效因素

输尿管狭窄段长度是手术能否成功的最关键因素。狭窄段长度小于 2cm 的病例，手术成功率明显高于狭窄段较长者。

单纯膜性狭窄效果较好，较长狭窄、狭窄严重者（狭窄腔口径小于 1mm 或闭锁）效果相对较差。

损伤性输尿管狭窄效果好，炎性长段狭窄、结核性狭窄、放射性狭窄、恶性肿瘤浸润者成功率较低。

需要注意的是，输尿管球囊扩张 / 切开并不适用于每一个人，需要根据患者具体情况做个性化选择，才能达到最好的治疗效果。

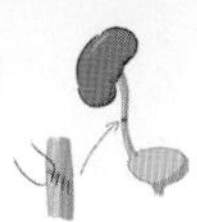

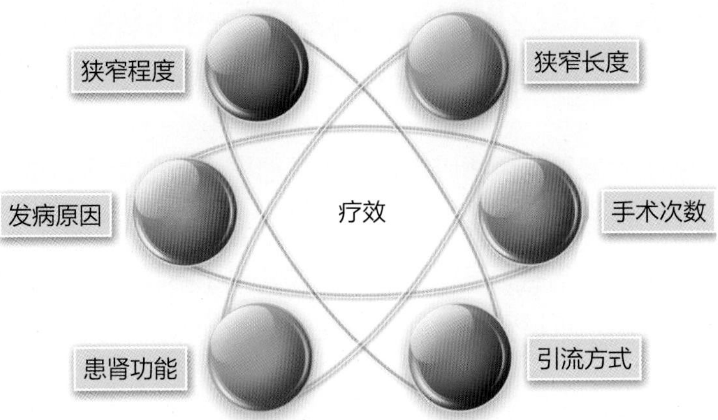

图 3-11 影响输尿管球囊扩张 / 切开疗效因素

手术，选腹腔镜还是机器人？

- 腹腔镜手术就是利用腹腔镜及其相关器械进行的手术，是目前非常成熟和安全的手术模式，属于第二代外科手术技术。
- 机器人外科手术系统是革新的第三代外科手术技术，其设计的理念是通过使用机械臂配合高清腹腔镜的微创方法，实施复杂的外科手术。
- 机器人能完成绝大部分腹腔镜能完成的手术，且在手术各方面具有较大的优势，但二者的选择仍需结合患者个人实际情况和术者掌握的熟练程度综合考虑。

手术机器人是怎么一回事?

手术机器人其实是机器人辅助外科医师手术的一套系统。

达芬奇手术机器人是当今世界最先进的外科手术机器人，准确地说它是一套辅助腹腔镜外科手术系统。利用该机器人，外科医师可以通过非常小的切口，以无与伦比的精度，执行最复杂和最细微的手术，从而可将一些复杂手术简化为微创手术，减少术中出血，减轻患者痛苦，减少住院时间，缩短康复期。

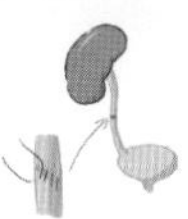

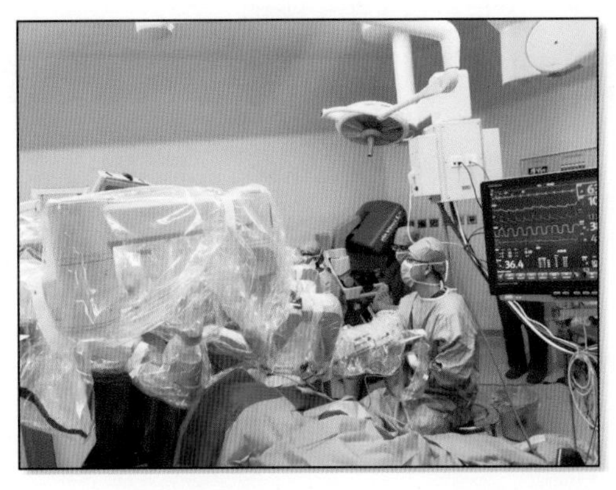

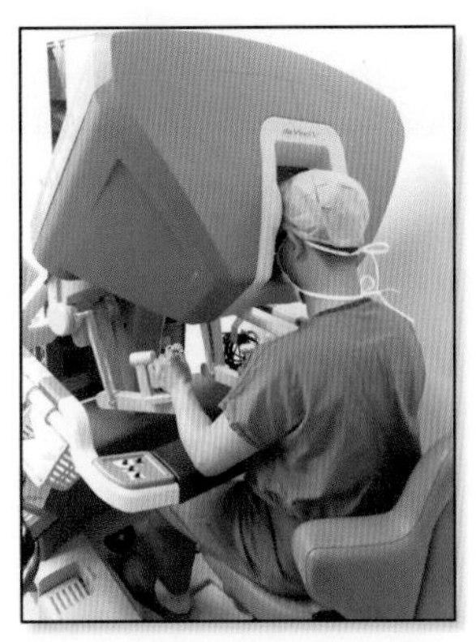

图 3-12　达芬奇机器人手术系统（右图为李学松主任正在进行手术）

机器人手术是机器做手术还是人在做手术?

是人控制器械手臂和器械进行手术。

达芬奇机器人赋予了外科医师一双 360° 自如运动的手和一双高清放大镜般的眼睛。主刀医师坐在主控台前，使用双手和脚来控制机械臂上的手术器械，通过双目内镜的三维图像立体地观察患者体内情况。系统将医师的手、手腕和手指运动准确地转换成手术器械的细微而精确的运动。手术器械尖端与外科医师的双手同步运动并完成手术。

所以，达芬奇机器人手术并不是大众眼中的“人形机器人”。

腹腔镜与机器人，怎么选择?

一般而言，通过腹腔镜可以完成的手术，均可以通过机器人手术进行，但有些机器人手术能完成的手术，腹腔镜手术未必能达到同等效果，机器人手术相对于腹腔镜手术，在手术各个方面均具有较大的优势。针对实际术式的选择，还需根据患者包括自身条件、经济条件等实际情况做出选择。

表 3-4　腹腔镜手术与机器人手术比较

	腹腔镜手术	机器人手术
适用手术	大部分微创手术	几乎所有微创手术，尤其是输尿管修复的高难度手术
手术视野	大部分为 2D 图像	3D 立体视野
出血量	少	相对更少
术后并发症	少	相对更少
住院时间	视不同手术及恢复情况，3 ～ 7 天	相对更短，缩短 1 ～ 3 天
住院费用	相对便宜，视不同手术在 3 ～ 6 万元之间	较贵，相对于腹腔镜贵 4 ～ 5 万元

此外，国产手术机器人也在临床应用中开始崭露头角，未来在上尿路修复领域将会占据重要地位。

康多机器人手术系统是国产手术机器人领域中研发进度较为领先的机器人手术系统，该系统包括医师控制台、多臂机器人系统、系列多自由度手术微型器械、高清 3D 视觉系统及相关辅助设备。该平台在机械臂、主操作手、微器械、视觉系统、伺服控制系统、主从操控、人机交互等方面已经取得多项关键技术突破。

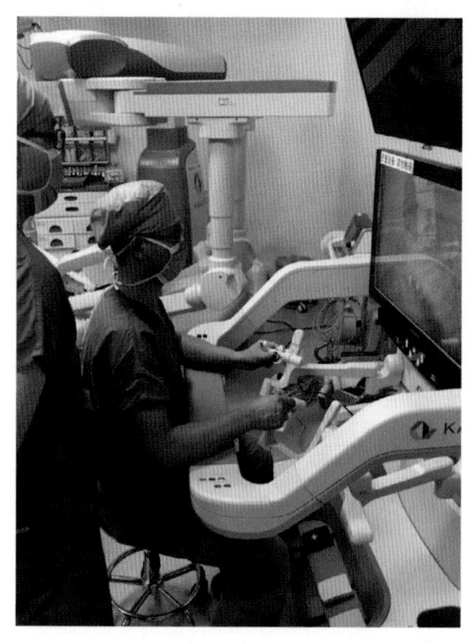

图 3-13　国产康多机器人手术系统（图为李学松主任正在进行模拟操作）

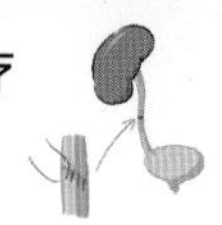

该平台采用主从遥控模式，有效破除人类手、眼的生理极限，极大提升了操作范围和灵巧度。康多手术机器人具备分离、缝合、打结、电凝、电切等手术基本功能，适用于胸腔、腹腔等部位的基本术式。康多手术机器人完成了大量动物实验，率先在国内拿到了腹腔镜手术机器人型式检验报告，并通过了国家药品监督管理局创新医疗器械特别审批，并且进行了诸多临床试验。

2019 年 4 月及 5 月，康多手术机器人进行了肾部分切除术的动物实验，并且与 3D 腹腔镜肾部分切除术进行了比较。结果显示，康多手术机器人组具有显著的人体工程学优势。动物实验结果令人满意，在此基础上，我们进行了临床术式的探索。自 2020 年 8 月起，我们进行了康多手术机器人肾盂成形术的探索性单臂队列临床研究，16 例手术均顺利完成，未中转其他术式。并且与 16 例达芬奇手术机器人 Si 系统肾盂成形术相比，康多手术机器人肾盂成形术手术的安全性和有效性未见明显差异。

2020 年 9 月起，康多手术机器人肾部分切除术的双中心前瞻性随机对照临床试验开展，以达芬奇手术机器人 Si 系统为对照，试验组及对照组各入组 50 例 T_{1a} 期肾肿瘤患者，结果提示，康多手术机器人进行肾部分切除术的安全性及有效性不劣于达芬奇手术机器人 Si 系统。

肾盂成形术及肾部分切除术为上尿路手术，为进一步探索康多手术机器人在下尿路的表现，2021 年 5 月起我们进行了康多手术机器人根治性前列腺切除术的探索性单臂队列临床研究，16 例手术均顺利完成，未见严重术中或术后并发症。术后控尿良好。结果提示，康多手术机器人根治性前列腺切除术安全、可行和有效。2022 年 11 月，我们完成了首例康多机器人联合荧光显像辅助左侧膀胱瓣输尿管修复术，双屏幕清晰地显示了手术画面和术中荧光导航图像，这有助于定位输尿管，了解输尿管血供情况及病变输尿管位置，手术过程顺利，术中及术后无明显并发症。

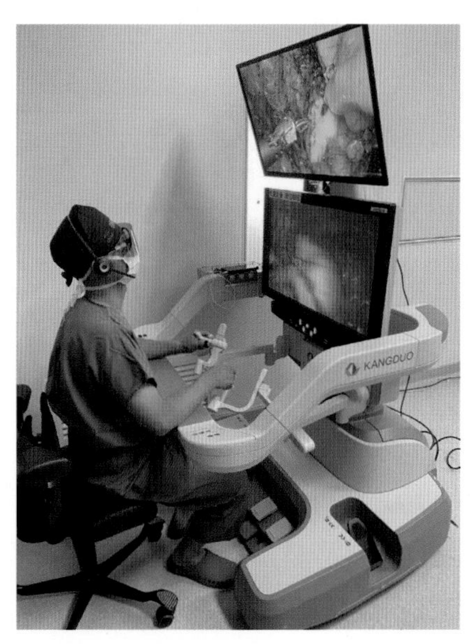

图 3-14　李学松主任正在进行康多机器人联合荧光显像辅助左侧膀胱瓣输尿管修复术，副屏（上面的屏幕）清晰地显示了荧光导航图像

2023 年 2 月，经国家药品监督管理局审核，康多机器人获批全部泌尿外科腹腔镜手术操作适应证。本地手术临床研究的成功积累了丰富的经验，在此基础之上，康多手术机器人进行了远程手术的探索。2001 年 9 月，世界范围内第一例远程手术——“Lindbergh 手术”顺利完成，但因延迟时间较长而发展受限。网络传输技术，尤其是第五代移动通信技术（5G）的进步打破了这种限制。2018 年 12 月，康多手术机器人 5G 动物实验（肝脏楔形切除）顺利完成，这是国内外远程手术的首次尝试。

现阶段，国内许多偏远地区医院目前仅有固网覆盖，完全基于 5G 的跨区域远程手术尚无法实现。结合国情，远程手术的发展需充分利用现有的固网基础。2021 年 10 月，康多手术机器人固网专线双控制台远程动物手术试验（北京大学第一医院本部与密云院区之间）顺利完成。2022 年 3 月，全球首次运营商、跨网域“5G+固网专线”双控制台远程肾盂成形术临床探索（北京大学第一医院

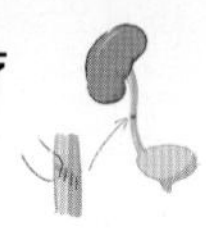

与北京协和医院）顺利完成。这些远程手术的成功探索，为远程手术的进一步发展提供了宝贵经验。

未来，国产机器人将在临床医疗中帮助医师为更多患者服务。

直接修复：肾盂输尿管成形术、输尿管膀胱再植术与膀胱瓣成形术

- 肾盂输尿管成形术是通过切除狭窄段输尿管，重新吻合，解决肾盂输尿管连接部梗阻的手术方式。
- 输尿管膀胱再植术及膀胱瓣成形术主要使用膀胱自身作为修补材料，以解决下段输尿管部位的梗阻。
- 无论肾盂输尿管成形术还是输尿管膀胱再植术及膀胱瓣成形术，都是重建手术，属于上尿路修复领域要求很高、相对复杂的一类手术。

肾盂输尿管成形术与输尿管膀胱再植术、膀胱瓣成形术都是重建手术，前者主要解决肾盂输尿管连接部梗阻，后者主要解决输尿管下段梗阻。

手术要求不仅符合形态学的基本要求，还要求生理、解剖和功能都尽量接近正常，所以是上尿路修复手术中难度较高的手术。

肾盂输尿管成形术

肾积水常见原因是肾盂输尿管连接部位梗阻。正常的连接部就像一个漏斗，肾盂有节律地蠕动输送尿液经连接部到输尿管，如果外在的纤维索条或异位血管压迫，或局部发育异常，导致尿液不能正常输入

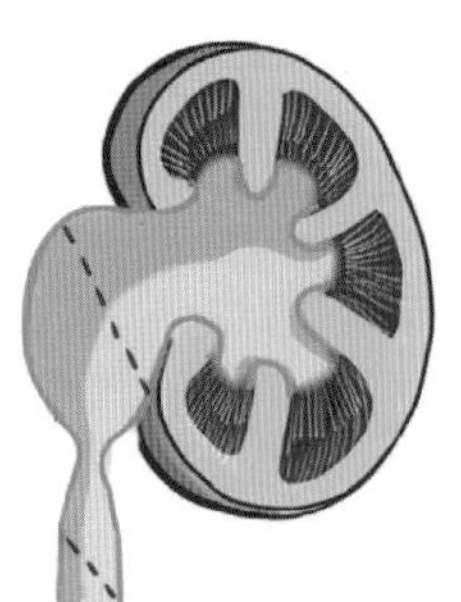

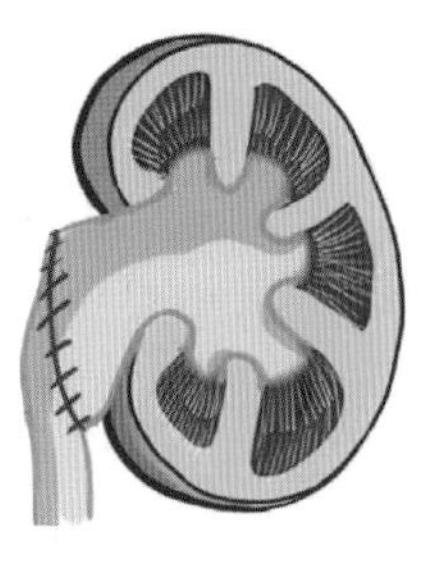

图 3-15　肾盂输尿管成形术

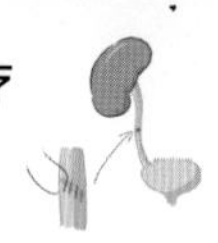

输尿管，肾脏就会积水，积水就会损害肾功能，最终导致肾功能丧失。

手术的目的就是去除梗阻因素或去除发育异常的因素，从而挽救肾功能。

输尿管膀胱再植术与膀胱瓣成形术

对于输尿管下段，尤其是接近输尿管进入膀胱段部位的输尿管狭窄，可以考虑进行输尿管膀胱再植术，更长段的输尿管下段，甚至中段狭窄，需要进行膀胱瓣成形术（具体见典型病例）。膀胱瓣手术还可以作为修复手术的一个补充术式，用于缩短重建距离。

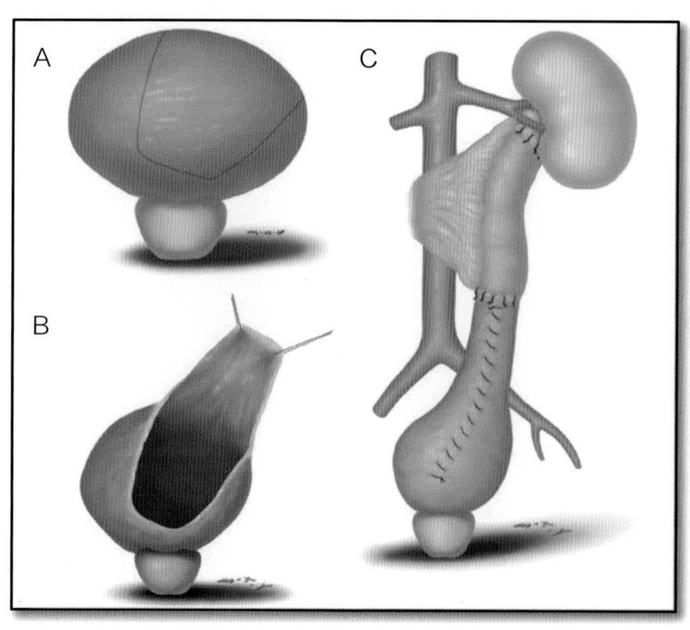

图 3-16 膀胱瓣腰大肌悬吊联合回肠代输尿管手术示意图

引自：ZHONG W, DU Y, YANG K, et al. Ileal ureter replacement combined with Boari flap-psoas hitch to treat full-length ureteral defects: Technique and initial experience[J]. Urology, 2017, 108:201-206. 为北京大学第一医院泌尿外科在 *Urology* 发表的科学文献。

膀胱瓣成形术是处理输尿管中、下段缺损或狭窄的常用方法。如果狭窄段较长，或者膀胱容量较小，无法取瓣，术中需改为回肠代输尿管或其他的手术方式。

肾盂输尿管成形术与膀胱再植术及膀胱瓣成形术的比较

表3-5　肾盂输尿管成形术与膀胱再植术及膀胱瓣成形术的比较

	肾盂输尿管成形术	膀胱再植术及膀胱瓣成形术
解决部位	输尿管上段、肾盂输尿管连接部	输尿管中、下段
适应证	肾盂管连接部梗阻并存管壁及腔内、外其他梗阻性病变	各种原因所致的中、下段输尿管狭窄
禁忌证	凝血功能障碍、基础疾病严重不能耐受手术者	

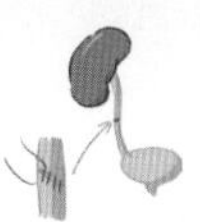

补片与重建
——阑尾？口腔黏膜？回肠？

- 各种补片重建术式是上尿路修复手术难度最大、最具有挑战性的一类手术。
- 口腔黏膜补片修复适用于上、中段输尿管病变。
- 阑尾补片输尿管修复术适用于右侧中、上段输尿管缺损。
- 回肠代输尿管术可修复长段病变。术后需关注电解质及酸碱平衡问题，需按要求规律复查。
- 须根据输尿管病变部位、长度、性质、术中情况等选取最佳术式。

阑尾补片修复

一般适用于右侧中、上段输尿管缺损，阑尾长度长短不一，可替代的输尿管一般不长，上段输尿管因回盲部组织及血管游离有限，从而使治疗难度加大。

阑尾替代术有诸多优点，比如手术创伤小、操作较简单，阑尾管径与输尿管相近，成人及儿童均适宜开展。阑尾吸收功能弱，引起水电解质紊乱概率小，但阑尾分泌黏液易导致感染及结石形成，且术前无法完全确定是否具有手术条件。

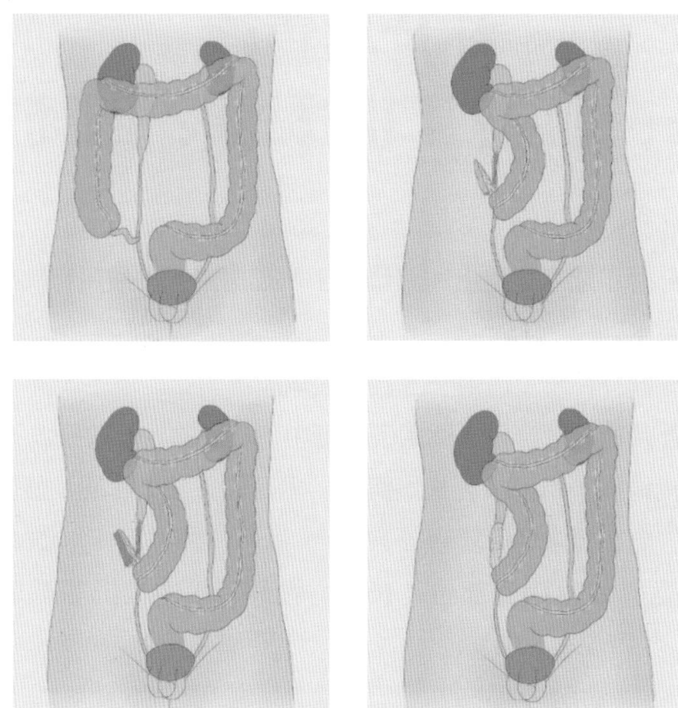

图 3-17　阑尾补片修复术

引自：Wang J, Li Z H, Fan S B, et al. Robotic ureteroplasty with appendiceal onlay flap: an update on the outcomes of 18-month follow-up. Transl Androl Urol, 2022, 11(1): 20-29. 为北京大学第一医院泌尿外科发表的科学文献 .

口腔黏膜补片修复

口腔黏膜输尿管成形术适用于上段或中段输尿管狭窄，无法行直接吻合术或输尿管膀胱再植等常规术式时，修复长度一般为 3 ~ 5cm。口腔黏膜上皮层厚、无角化，与尿路上皮具有类似性，且取材容易，易存活，并发症发生率低。

常用的口腔黏膜有颊黏膜和舌黏膜。

手术技术主要为利用口腔黏膜作为补片，修复狭窄段切除后的缺损。术后需重点关注口腔黏膜取材伤口感染以及补片血供。

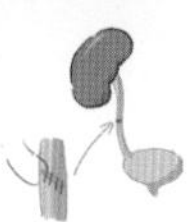

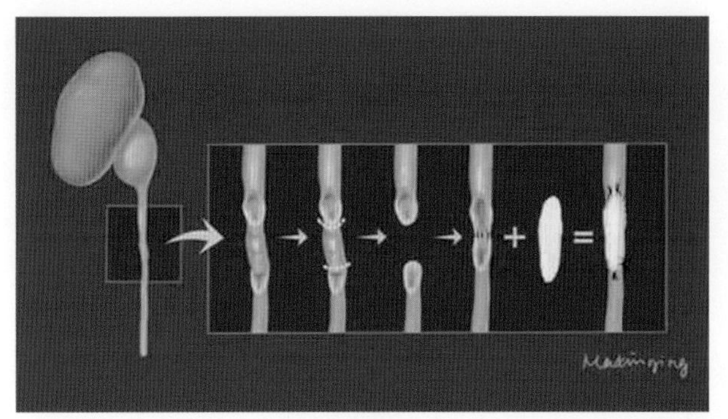

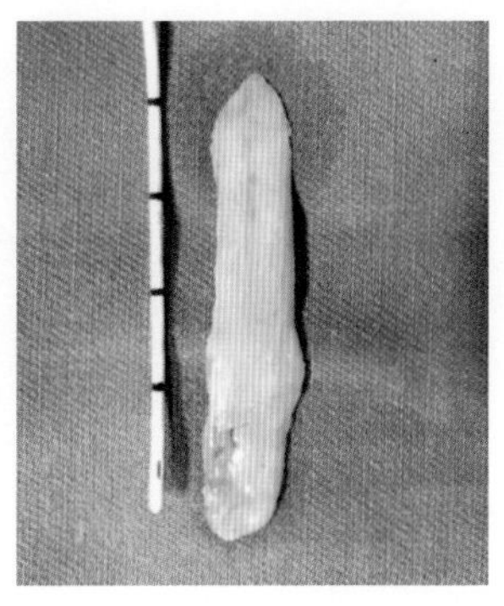

图 3-18 口腔黏膜补片修复术

回肠代输尿管重建术

回肠是目前中、下段或全段输尿管替代术中使用最多的自体组织，回肠在管状性和蠕动性上均类似于输尿管，能达到恢复尿路连续性，保护肾功能的目的，还可以同时扩大挛缩的膀胱。

回肠代输尿管术虽被广泛应用，但也存在着无法避免的缺陷，回肠黏膜会分泌肠黏液，过长的回肠替代会导致肠黏液分泌过多，堵塞管腔。同时，回肠吸收功能较强，远期可导致电解质紊乱及酸碱平衡失调，还可能出现尿路感染、尿液反流和吻合口相关并发症等。

考虑到超过 40cm 的回肠使术后电解质紊乱的风险大大增加，我们团队将回肠代输尿管术与腰大肌悬吊术、膀胱瓣成形术组合，回肠的替代长度减少了一半以上。术后肾功能明显改善，随访期间患者无严重电解质紊乱等并发症发生。

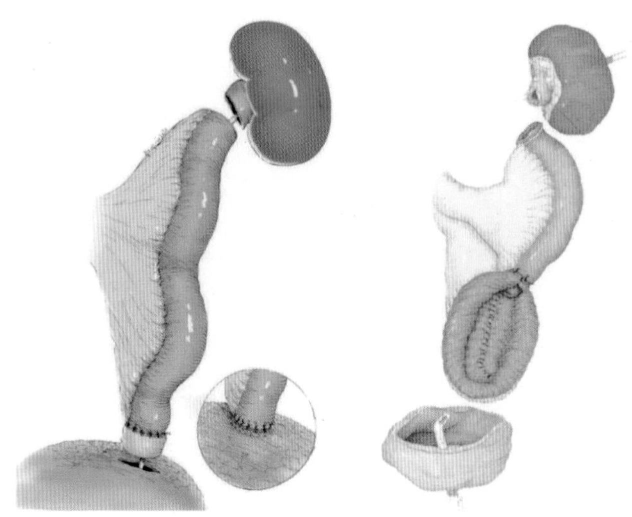

图 3-19　不同的回肠代输尿管重建术式

上图中右图引自：杨昆霖，吴昱晔，丁光璞，等. 回肠代输尿管联合膀胱扩大术治疗输尿管狭窄合并膀胱挛缩的初步研究 [J]. 中华泌尿外科杂志，2019, 40(6):416-421. 为北京大学第一医院泌尿外科发表的科学文献.

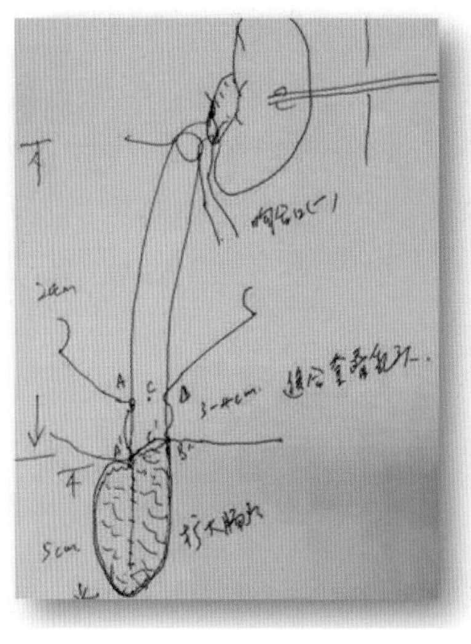

李学松 · 绘

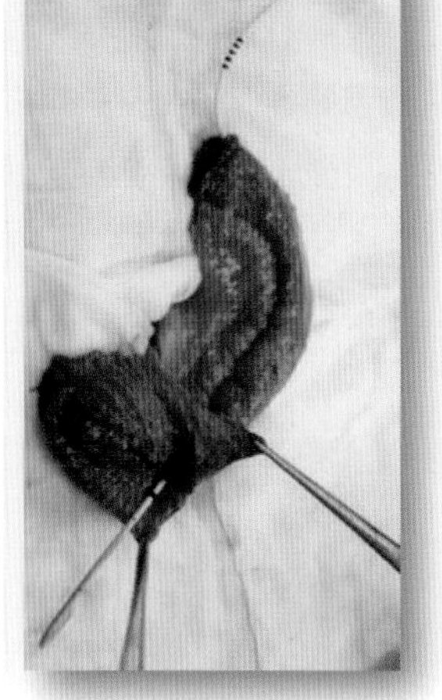

实际效果图

图 3-20　回肠代输尿管联合膀胱扩大术

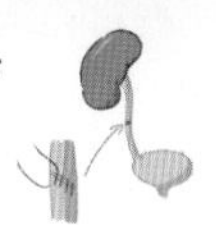

其他的治疗方法

- 尿路修复是泌尿外科领域最复杂的亚专科之一，治疗方法和手术方式繁多，本篇简要列举一些前文未提及的、相对更为少见的治疗方法。
- 最佳的治疗方法一定是患者、家属和手术医师共同决定的，而不是在网络、本文或是通过其他渠道了解的。

本节简要介绍前述章节未提及，在临床上相对更为少见的治疗方法。

表 3-6 肾积水其他的治疗方法

名称	简要描述	适用情况	优势	劣势
输尿管端端吻合术	将病变的输尿管切除，再将输尿管重新连接起来	2 ~ 3cm 的上段或中段输尿管狭窄	手术简单，治疗效果较好	吻合口处可能会再次狭窄，特别是吻合口处有张力的情况下
输尿管肾盏吻合术	将输尿管切断，然后切开肾下盏，将肾盏与输尿管连接起来	上段输尿管狭窄且肾盂不扩大的情况；也可作为二次补救手术的方法	对于合并有肾旋转不良的患者来说可能会更好地完成重建	手术复杂，术后并发症发生率比其他方法可能更高
腰大肌悬吊术	将膀胱向上提拉，并固定在腰大肌上	常与其他手术方式联合使用，单独使用时仅适用于输尿管下段 6 ~ 10cm 的狭窄	能提供很大的修复长度，手术简单	不适用于膀胱容量小、膀胱挛缩的患者

续表

名称	简要描述	适用情况	优势	劣势
肾下移术	将肾脏向下挪动并固定在适当的地方	适用于5～8cm的输尿管中、上段狭窄，常与其他手术方法联合使用	能提供一定的修复长度	手术相对复杂，可能会影响肾脏血供
输尿管-对侧输尿管吻合术	将患侧的输尿管与对侧“健康”的输尿管连接起来	适应的情况相对广泛，但病变范围大，无法将输尿管与对侧连接起来时则无法使用这种方法	可以在不使用非尿路组织的情况下提供较大的修复长度	肾结石病史、腹盆腔放疗病史、慢性肾盂肾炎、尿路上皮恶性肿瘤等均是这种方法的相对禁忌证 在决定进行这种治疗前，需检查非患病侧的输尿管是否存在膀胱输尿管反流
自体肾移植术	将患侧的肾脏彻底摘除下来，并移植在自身髂窝内	在其他修复方法不可使用时	能提供非常长的修复长度	手术复杂，创伤大

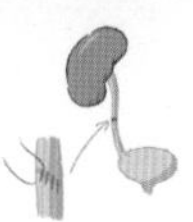

术前术后的饮食与下地活动

- 手术前后对于饮食有严格的要求，术前的饮食控制主要是为了预防术中并发症，术后的饮食要求则为帮助机体恢复，促进伤口愈合。
- 术后下地活动需要遵从医师嘱托，过早或过晚下地都会对机体恢复产生不利影响，甚至会诱发严重并发症。

手术前对于饮食有什么需要注意的？患有基础疾病的患者需要注意些什么？

大部分患者手术前 2～3 天可正常饮食。吸烟的患者，至少术前两周戒烟。对于需进行口腔黏膜修补术的患者，术前 3 天除常规清洁口腔外，需用餐前后及睡前用复方氯己定含漱（保留 5～8 分钟，3～5 次 /d）。对于需进行回肠代输尿管术的患者，需要在术前三天进行肠道准备：术前三日半流食，术前两日流食，术前一日禁食不禁水（遵医嘱进食营养液）。

手术前 8～12 小时开始禁食，手术前 4～6 小时开始禁饮，以防止因麻醉或术中呕吐而引起窒息或吸入性肺炎。具体的禁食禁水时间需遵照不同医院和病区护理的要求进行。当手术等待时间较长时，医师可能会给予静脉输注营养液，维持患者身体的基本能量需求。

高血压患者需要做的准备：高血压患者需要继续服用降压药物。手术前应根据医师的医嘱选用合适的降压药物，使血压平稳在安全水平。

糖尿病患者需要做的准备：若仅以饮食控制病情，术前不需特殊准备。若口服降糖药，应继续口服药物至手术前一晚；服用长效降糖药，应在手术前 2 ~ 3 天停服。注射胰岛素的患者手术当日空腹状态切勿注射胰岛素。

冠心病患者需要做的准备：原则上，6 个月内有冠心病史均应推迟肾积水手术。其他患者应于术前到心内科和麻醉科就诊，进行术前评估。术前停用阿司匹林、波立维等抗凝药物至少 1 周，其他冠心病二级预防药物继续服用至手术当日。

手术前需要做怎样的皮肤准备？需要去除毛发吗？

需要，术前沐浴是一种简单易行、经济有效去除表面皮肤污染的方法。一般会剃除手术切口部位及周围的毛发。

手术后什么时候能恢复饮食？要吃什么样的食物？糖尿病和高血压患者有什么需要特殊注意的？

对于未涉及胃肠道手术的患者，做完手术 6 小时后可遵医嘱进水或者流食。患者在手术前一天晚上已经禁食水，故胃肠道发生应激性溃疡的概率增加，早期进食可以预防应激性溃疡的发生。涉及胃肠道的手术恢复进食时间需要遵从医嘱。

对于大部分患者术后第 1 天可饮少量温水，以促进肠蠕动恢复。应遵医嘱先进流食、半流食，逐渐过渡到普通饮食。早期以清淡易消化饮食为主，避免油腻。可进食当季新鲜蔬菜水果，少量多食为宜。

对于高血压的患者，在术后由流食逐渐过渡到低盐饮食，可多食用蛋白含量高的食物，如各种蛋类、瘦肉类，可以促进伤口的愈合。在可以饮水后，即可恢复降压药物的服用，同时密切监测血压的变化。

对于糖尿病的患者，在进食流食、半流食时，应密切监测血糖变化，避免出现低血糖，患者床边应常备糖块或含糖量高的食物。

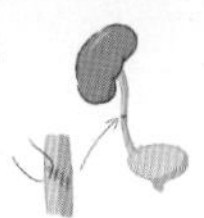

同时也应该在恢复饮食后，恢复降糖药物，避免出现血糖过高的情况，以免影响伤口愈合。

对于进行输尿管狭窄口腔黏膜修补术的患者，保持口腔清洁极为重要。术后第 1 天使用复方氯己定漱口，勿舔、吮吸伤口，避免张口过大的动作，防止出血。术后第 1 天进食时，应先以低温流食为主，后逐渐过渡到普通饮食。进食后注意保持口腔清洁，先用温水漱口，再用复方氯己定漱口，直至伤口愈合。注意观察口腔伤口有无出血、感染、溃疡等情况。

对于进行回肠代输尿管术的患者，术后饮食饮水要严格遵照医嘱，待肠道恢复功能后，方可遵医嘱进水、流食、半流食逐渐过渡到普食。不要吃易产气的食物，如甜食、牛奶、豆浆及大豆制品等。密切关注有无腹胀情况，有不适情况及时告知医护人员。同时保持排便通畅，必要时可口服缓泻剂或使用开塞露。

出院后的饮食无特殊限制，以加强营养，帮助术后恢复为主。

手术后是不是很长时间下不了地、走不了路？手术后需要在医院住多长时间？

一般情况下，术后返回病房即可做屈腿抬臀运动，四肢活动不受限。术后 6 小时可以在床上翻身并进行适当的活动。术后第 1 天可以下床活动，下床时注意先慢慢坐起，然后把双脚下垂触地，坐在床边稍作休息，无头晕、无力等不适症状再进行床边站立，再无不适可以在床边行走，循序渐进。适当的活动有助于胃肠功能恢复，预防下肢深静脉血栓、压力性损伤及坠积性肺炎的发生。

根据手术方式不同，术后住院时长稍有差别。如遇病情变化，可能会延长住院时间。治疗过程中要保持乐观的心态，积极配合医师和护士的安排。

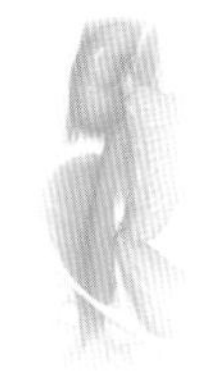

进入手术室前需要完成哪些准备?

- 手术前后对于饮食有严格的要求，术前的饮食控制主要是为了预防术中并发症，术后的饮食要求则为帮助机体恢复，促进伤口愈合。
- 规律作息，保持平稳的情绪面对手术，根据要求于手术前做好皮肤、胃肠道、着装等准备。
- 手术前皮肤清洁准备是预防手术部位感染的重要环节，术前应做好个人卫生，更换清洁服装。为防止出现手术意外伤害，进入手术室前应摘除佩戴的首饰、义齿等。

皮肤的清洁是预防手术部位感染的环节之一，尤其是手术区域的皮肤，手术前一日沐浴清洁皮肤。如带有肾造瘘管，请注意加以保护，避免脱出。

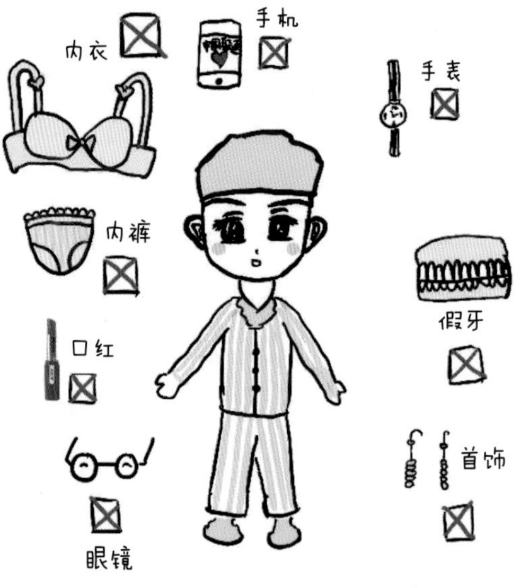

图 3-21　拟手术患者的穿着要求

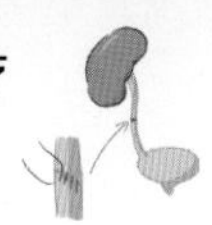

手术当日穿上清洁的病号服，不穿内衣内裤，不带手机、手表、首饰、假牙和眼镜，也不要化妆。如有无法取下的饰物，请及时告知手术室人员，会采取相应的措施加以保护。

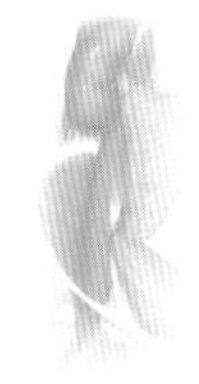

手术室知多少?

- 手术安全核查内容包括：患者信息、手术标识、手术部位、手术方式、手术物品以及手术病理等。
- 手术团队成员包括：手术医师、麻醉科医师和手术室护士。
- 洁净手术间是通过层流洁净系统过滤和洁净空气的手术间。
- 手术间内温、湿度恒定，温度在21～25℃，湿度在40%～60%。
- 手术中需要采用各种先进的仪器设备，辅助手术顺利完成。
- 在患者麻醉后，手术室护士会根据手术需要摆放不同的体位。
- 在手术过程中，麻醉科医师会对患者的心率、血压、呼吸、体温等进行全程监控，并根据术中情况给予相应处理。

手术过程要进行三方核查，对每一台手术、每一位患者，手术团队都要在麻醉前、手术前、手术后分别进行手术安全核查，从而保证患者信息正确、手术部位正确和手术方式正确。

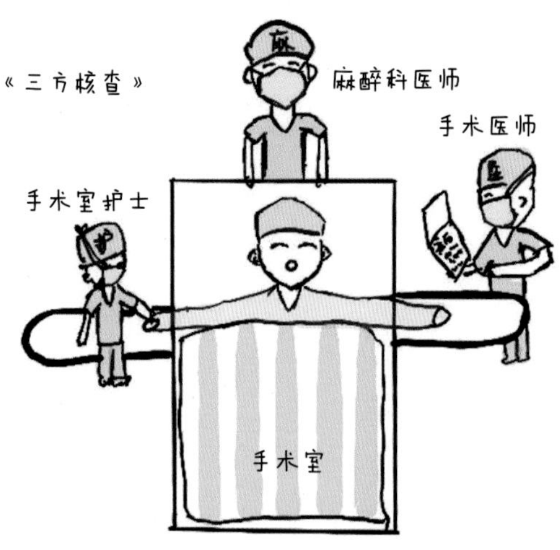

图3-22　手术的三方核查

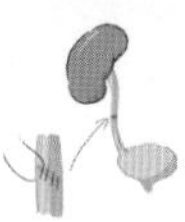

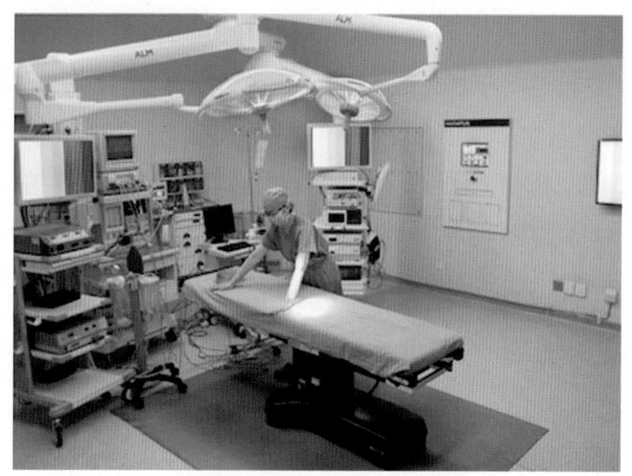

图 3-23 手术室内景

手术间的温度保持在 21～25℃，湿度为 40%～60%，在这样的温湿度下能够保证人体较为舒适的感觉。这也能保证手术医师进行手术时的舒适度。在手术过程中对患者体温进行监控，根据需要必要时给予患者一些加温措施，预防手术患者低体温。

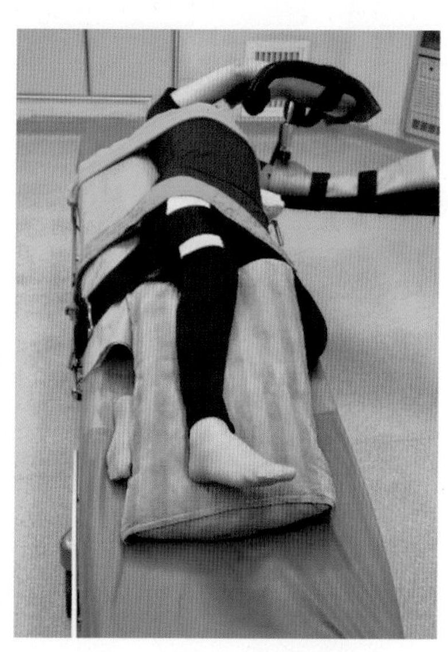

图 3-24 手术的体位

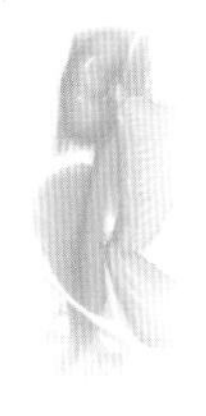

手术过程中应根据需求调整患者体位，手术室护士运用体位保护设施，采用科学专业的摆放方法，注意保护患者安全，预防神经、血管、皮肤的损伤。对携带管路（如肾造瘘管）的患者，手术室护士会采用一些保护措施，以防止管路打折或脱出。

麻醉恢复室是接受麻醉后进行恢复的区域。一般情况下，根据手术患者麻醉恢复情况要在麻醉恢复室停留 30 分钟左右，待意识完全恢复，呼吸、心率、血压平稳后，由麻醉医师和手术主管医师送回病房。

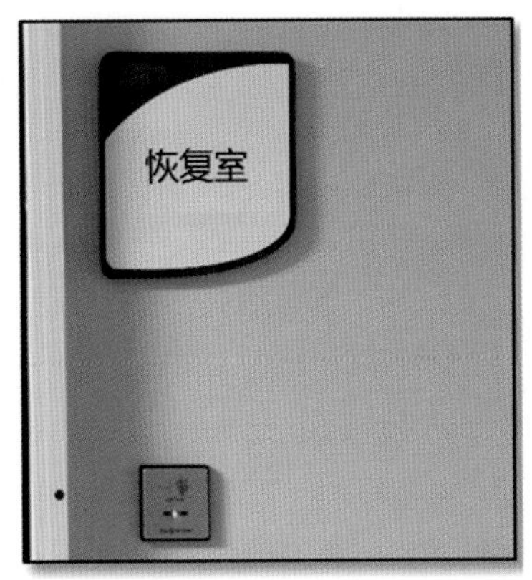

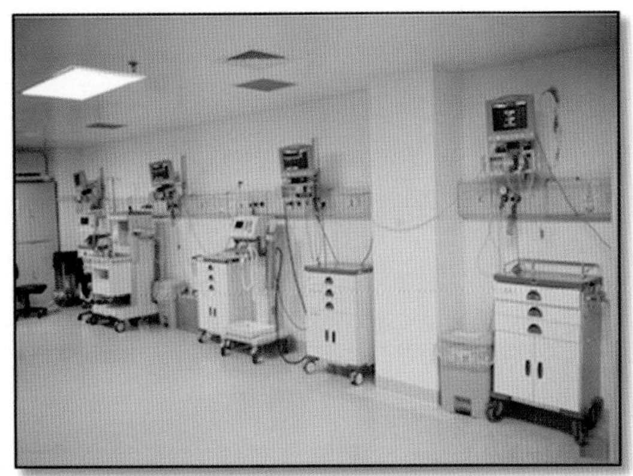

图 3-25　恢复室

如手术患者病情特殊，需要严密监护，由麻醉医师和手术主管医师送至外科监护室观察，待病情基本稳定后再返回病房。

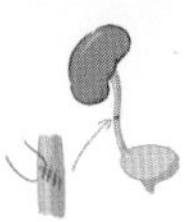

术后的管道护理

- 手术结束后，常会根据需要留置伤口引流管和尿管，合理护理好这些管道，对于患者术后恢复至关重要。
- 导尿管和伤口引流管的处理通常由护士或医师进行，患者和家属需要积极配合医务人员，做好相关护理工作。

手术回来后，通常会看到患者身上留置有尿管和伤口引流管，体内会留置有输尿管支架管。根据手术情况，有时还会留置肾造瘘管等其他管路。

留置尿管需要注意的地方

1. 卧床时，将尿袋固定在床沿上；活动时，将尿袋固定在大腿外侧。留置尿管期间，避免牵拉尿管，防止尿管受压、扭曲，以免影响尿液流出。若出现引流不畅，应及时告知医师、护士。

2. 保持尿袋低于膀胱水平（髋部），防止尿液从尿袋反流回膀胱。尿袋出口禁止接触到地面，如需要把尿袋提高至膀胱以上水平，必须夹闭尿管，检查或治疗结束后及时打开尿管。

3. 观察尿液的颜色、性质，并记录尿量，如果出现尿量减少、尿液颜色呈现红色等异常情况，应及时通知医护人员。

4. 尿袋不能装得太满，每 4 ~ 8 小时排空一次（或大于尿袋容量 2/3）。保持尿袋的密闭性，避免不必要地打开尿管与尿袋连接处及尿袋处的排尿阀。

5. 排空尿袋时，需要将手用清水或肥皂水洗干净，才能接触尿袋；排空尿袋时，可能会发生尿液溅起，收集杯必须每人一个，使用后必须消毒，避免交叉感染。

6. 留置尿管期间保持会阴部的清洁、干燥，注意个人卫生，住院期间护士会每天给予尿道口清洁一次。居家期间，可用温水等定时进行清洁（男性需要将包皮翻开，清洁干净）。同时，避免局部日常清洁过度，其会破坏会阴皮肤表面的保护组织，更容易发生感染。

7. 留置尿管期间，应多饮水，保证每天尿量 > 2 000ml，以达到利尿、膀胱冲洗的目的，避免尿路感染。

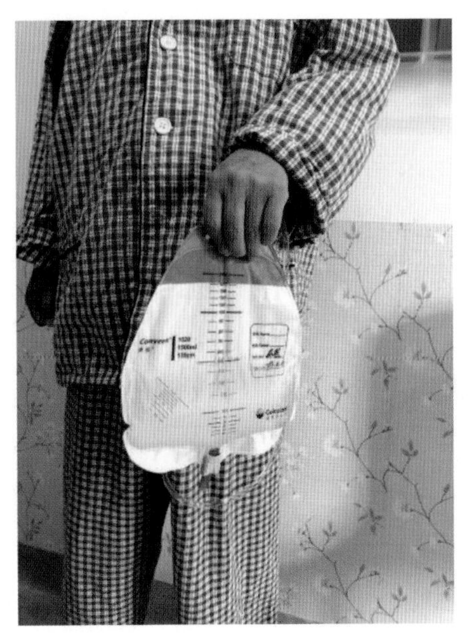

A

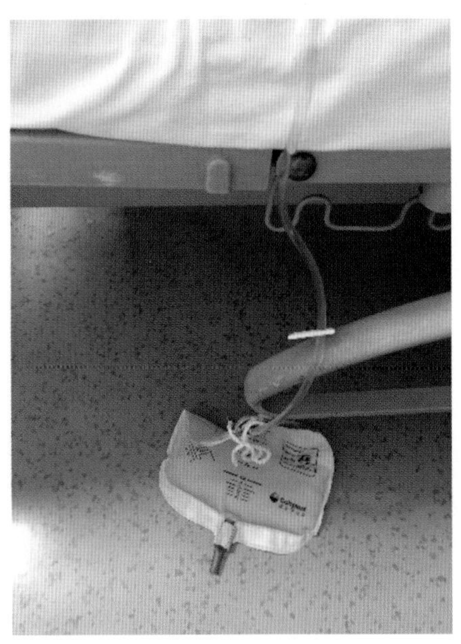

B

图 3-26　留置尿管后错误地摆放位置

A. 抬高尿袋；B. 未固定尿袋。

留置伤口引流管需要注意的地方

1. 引流袋的固定方法、排空方法和尿管的一致。

2. 留置伤口引流管期间，注意观察引流液颜色、性质和量的变化，并做好记录。若引流液颜色出现混浊、突然变成鲜红色或引流量大量增多等异常时，及时通知医护人员。

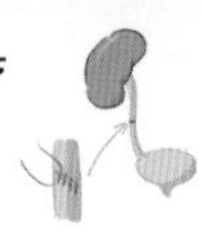

3. 拔除伤口引流管后，观察伤口敷料及周围情况，如出现敷料渗湿、伤口疼痛等，及时通知医护人员。

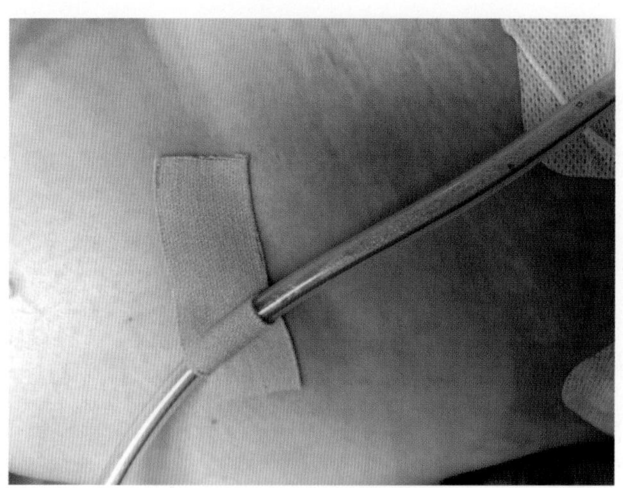

图 3-27 伤口引流管的固定

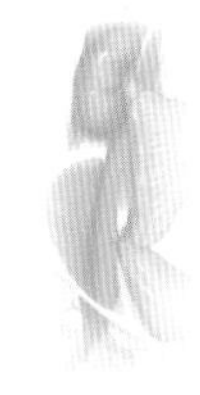

出院后注意事项

留置的导尿管什么时候拔除?

上尿路重建手术后保持尿管引流通畅，有助于尿液自由流出，便于尿路组织恢复和愈合。导尿管不宜夹闭，以防膀胱内压增高引起尿液反流，加重手术部位炎症反应，甚至影响肾功能。居家时妥善固定导尿管，将尿管固定在大腿内侧，引流袋不高于尿道口。保持会阴部清洁，注意定期清洗会阴。观察尿液的颜色及尿液流出情况，防止导尿管阻塞。鼓励患者多饮水，以增加尿量，起到内冲洗的作用。术后导尿管拔除时间依据患者恢复情况而定。一般来说：球囊扩张术和输尿管内切开术等术后导尿管留置 1 ~ 3 天；肾盂成形术后 7 天可拔除尿管；膀胱再植术、膀胱瓣、口腔黏膜补片、阑尾补片输尿管成形术、回肠代输尿管术后 2 周可拔除尿管；而膀胱扩大术后一般需至少 3 周才可拔除尿管。

体内放了支架管，什么时候能拔除呢？对运动有什么影响？

对于肾积水患者，术中体内留置输尿管支架管是为了支撑输尿管吻合口和引流尿液，减少尿外渗，术后一般 2 ~ 3 个月拔除，特殊情况可适当延长拔管时间。在手术前放置支架管可以帮助术中识别输尿管。体内长期留置支架管时，一般需要每隔 3 个月更换 1 次。留置输尿管支架管期间，应定期监测症状变化，评估积水程度。当患者病情改善时，应及时拔除体内支架管。拔管前复查血常规、肾功能、尿常规、泌尿系超声和腹部平片，了解有无感染、肾功能以及肾积水情况。

但输尿管支架管本身作为异物留存体内仍会引起一些并发症，常见的有血尿、泌尿系统感染、膀胱刺激症状、腰部不适、输尿管支架管结石等。输尿管支架管移位、断裂可引起并发症，常需再次

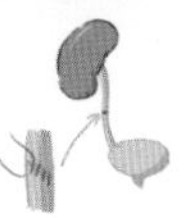

手术治疗。因此，患者术后应当避免剧烈活动，多饮水、勤排尿，以减轻血尿的发生。佩戴支架管期间如有症状加重、高热、剧烈疼痛等应及时就诊。此外，患者还需注意避免憋尿。对于老年人或患有血液系统疾病的患者，出院后如果出现持续的血尿，应该及时复诊。

出院后饮食有没有什么需要注意的?

大部分肾积水患者出院后饮食不会受到影响，应注意的是，如果患者体内还留置支架管，应多饮水、勤排尿，多吃蔬菜、水果，防便秘，保持大便通畅，减少增加腹压的动作，减少并发症的发生。另外对于行回肠代输尿管手术的患者，术后需以易消化饮食为主，避免暴饮暴食及辛辣刺激的食物，关注排便和排气情况。

伤口处缝线什么时候拆除?

拆线时间没有绝对的期限。大部分肾积水手术患者无特殊情况下可于术后 1 周进行伤口拆线。对营养不良、切口张力较大、糖尿病患者等特殊情况，可考虑适当延长拆线时间。拆线后，尽量避免剧烈咳嗽、便秘等，以免切口裂开或切口疝形成。必要时可以在咳嗽或者腹部用力时扶住伤口处，减轻咳嗽或用力时对伤口的影响。拆线 2 周后伤口可沾水或洗澡等。

术后多久应该来医院复查?

做完重建手术的患者，多久去医院复查，这个问题并没有严格的规定。为更好地为患者服务，我中心根据多年来对收治的肾积水患者的随访经验，为患者制定了详细的随访计划。

建议手术后 1 年内每 3 个月复查 1 次，手术 1 年后每半年复查 1 次。以肾盂成形术 / 切除再吻合术 / 肾盂瓣成形重建手术的术后随访计划为例。

表 3-7　肾积水修复手术后随访计划

术后时间	术后 3 个月	术后 6 个月	术后 9 个月	术后 12 个月	术后 18 个月	术后 2 年
血常规	√	√	√	√	√	√
尿常规	√	√	√	√	√	√
血生化	√	√	√	√	√	√
泌尿系 B 超	√	√	√	√	√	√
泌尿系动态 MRI	√				√	
利尿肾动态		√		√		√
增强 CT		√		√		√

需要注意的是，不同手术方式，术后复查内容会有差异，对于其他手术方式的患者，不建议使用此随访计划，需认真按照医护人员的安排进行。同时，如果在康复期，患者出现腰酸、腰部有肿块等症状，应立即到医院复查。

第四章

就诊与复诊

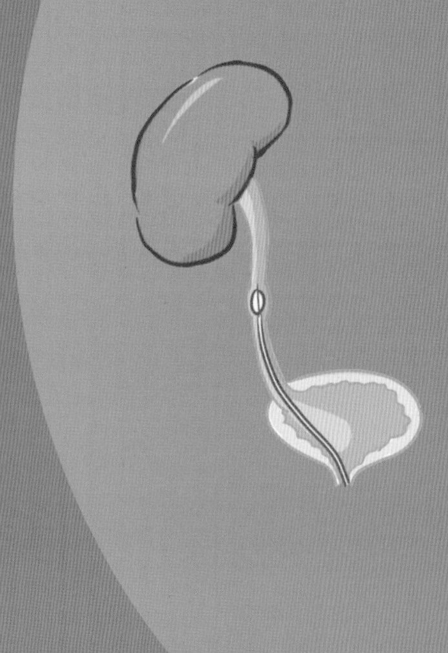

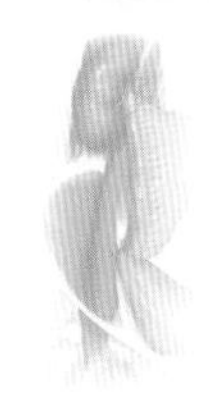

门诊就诊需要注意的事项

门诊就诊需要准备什么资料？

一般情况下，患者应在家属陪同下就诊，出发前应携带患者身份证、医保卡或就诊卡，或手机注册的电子就诊卡或电子医保卡。如患者无法来医院，家属应携带并使用患者本人的相关证件进行挂号及开具检查。如家属挂号时未使用患者本人证件，请就诊时及时告知门诊医师，以免造成不必要的麻烦。

挂号成功后，请按照预约的就诊时间提前半小时以上到医院，到院后第一时间在门诊护士站进行登记，医师叫号后方可进入诊室。就诊时应出示既往门诊病历（提前准备病历本）、住院病历、检查信息（包括影像学胶片及检查报告）及近期检验结果，如有相关手术病史，请携带既往手术记录（一般复印的住院病历会包含这些内容）。就诊前，请把所有检查资料，按时间顺序整理标注好。还可以按照诊疗时间顺序自行书写一份简要的既往疾病的诊断、治疗及复查的记录。这些工作都将会提升您的就诊效率。

表 4-1　肾积水患者就诊时需要提前了解的信息

	资料	用处
1	患者本人身份证、医保卡或就诊卡（或电子就诊卡、电子医保卡）	挂号、就诊及登记使用
2	门诊病历、住院病历	了解患者既往就诊情况、门诊检查检验情况、住院诊疗情况及手术资料
3	体检报告	告诉医师近期的基本身体状态
4	血常规、尿常规	告诉医师您的营养状态及感染状态
5	血生化	主要告诉医师您的肝肾功能等（注意：如果有多次检验，请您务必记录历次检验的肌酐值，或者携带历次检验结果）

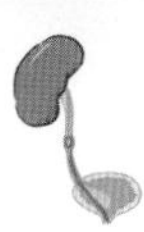

续表

	资料	用处
6	B超	让医师再次确认肾积水的情况（注意：如果有多次检查，请您务必记录历次检查的肾盂扩张深度或积水程度，或者携带历次检查结果）
7	泌尿系平扫CT胶片及光盘或U盘	比B超更清晰、准确，让医师了解积水的程度及梗阻位置（注意：如果有多次检查，请您务必携带历次检查片子及光盘）
8	CTU胶片及光盘或U盘	比泌尿系平扫CT更能准确发现梗阻的位置，CT光盘可用于三维重建及手术路径规划（注意：如果有多次检查，请您携带历次检查片子及光盘）
9	肾动态显像	了解梗阻的性质及双肾的功能状态（注意：如果有多次检查，请您携带历次检查结果）
10	泌尿系MRI/增强MRI胶片	一定程度上替代泌尿系平扫CT/增强CT，但不能完全取代其地位（注意：如果有多次检查，请您携带历次检查片子）
11	顺行尿路造影、逆行尿路造影	确定梗阻位置及狭窄长度，制订手术方案
12	泌尿系平片、尿道膀胱造影、尿动力学检查、胸片或胸部CT	用于排除其他泌尿系疾病

如您不确定携带哪些资料就诊，请您将所有医疗相关资料（包括各个医院或门诊历次病历、检查检验等结果）全部带上，由门诊医师团队筛选有效信息！

我有电子病历信息或者检查检验图片，能不带纸质版吗？

请您尽可能携带纸质或者影像学胶片。由于医院设备的局限性，数字化的资料常常难以在门诊直观显示出来，且数字化资料会降低医师的诊疗效率，不利于门诊的高效运转。

我在北京大学第一医院做的手术，复查时候能不带病历和诊疗资料吗？

请您一定要携带所有纸质病历及诊疗资料，包括本院的检查资料。医师无法准确记得所有患者的详细情况，为了更好地就诊，并提高就诊效率，请您务必携带尽可能完整的疾病相关资料。

为什么我的检查要重新做?

检查是否需要重新做，需要根据具体情况来具体分析。一般来说，重新做检查可能基于以下情况：①前次检查时间距就诊时较长，不能准确反映目前的疾病情况；②前次检查的效果存在一定的局限性，需要重新复查；③前期的检查资料，不能全面地评估目前的疾病状况。鉴于以上情况，医师会在就诊时酌情安排必要的检查，以保证诊断的准确性和治疗效果。

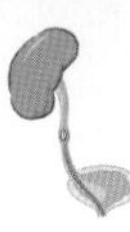

代替患者就诊需要准备什么

如果患者不能来医院就诊，可以家属或朋友代替就诊吗？

可以。但首次就诊最好是患者亲自就诊，医师需要对患者整体状态进行初步评估，同时对患者疾病情况进行查体，准确了解患者对自身病情的主观真实感受及预期。例如，对于因肾下垂引起肾积水的患者，医师从影像学中初步得出诊断，之后还会对患者进行肾脏触诊进而明确诊断，如果患者不来，如何进行查体？因此，如非无法克服的原因，医师建议首诊或病情变化时，患者应亲自就诊。

代替就诊时，患者可以视频或者语音问诊吗？

可以，但不推荐。患者因个人原因或者客观情况无法亲自到医院就诊，家属或朋友可携带患者相关诊疗资料到医院门诊进行咨询。如果患者本人也需要了解自身病情及治疗建议时，可以征得医师的同意后，进行视频或语音沟通。但该问诊方式有一定的弊端，如网络传输速度可影响医患之间沟通的顺畅程度，残缺的信息也会误导医师的决策，并影响患者的诊治效果。因此，我们不推荐视频或语音问诊，而是在某些必要的情况下（如确定关键的手术治疗信息等）才可以进行视频或者语音问诊。

代替就诊时，患者可以对医师进行录像或者录音吗？

录制音频或视频前应先征得医师的同意，不允许私自录像或录音。在临床诊疗工作中，家属和朋友为给患者准确地传达疾病知识、诊断或治疗方案，常考虑录制看病的视频或音频。在肾积水就诊过程中，录制者应先征得医师的同意，方可录视频或音频，其原因有以下几点。

第一，医院是特殊的公共场所，是所有患者就诊和检查的场所，出于对患者隐私权的考虑，在患者就诊或检查时，应当采取一定的保护措施。第二，如果录制视频或音频后，录制者或其他相关人对拍摄资料进行剪辑处理，甚至恶意处理、恶意评判医师的诊疗行为，会对医疗秩序和医师造成严重不良影响，严重的会涉嫌侵犯医师的名誉权。第三，在大多数诊疗中，出于对患者或家属安抚的考虑，医师会给予一定的语言宽慰，如对该部分内容进行断章取义、歪曲事实，可对医护人员，甚至医疗系统产生非常不利的影响。因此，在您需要录制视频或音频时，应首先主动告知相关医务人员录制目的和时长，在医师同意的情况下，录制指定时间和空间内的图像或音频，并只有在医师的允许下，方能传播或公开播放。

代替就诊需要准备什么？

患者确有亲自就诊困难时，家属代替其就诊需要注意以下几点。

1. **准备好所有资料** 包括患者以前的病历、化验单、影像学片子、病理片等。同时准确详细了解患者病情，最好能把患者的病情介绍详细书写出来，内容包括主要症状、伴随症状、诊疗经过、用药史等。

2. 保证能及时通过电话、微信语音等通信方式联系上患者，方便医师及时了解一些病情介绍没有提及的问题。

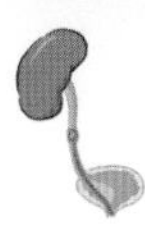

表 4-2 家属代替就诊时需要提前了解患者的信息

现病史	患者主诉	主要症状的发病诱因（着凉、劳累、饮食、药物、外伤等）
		症状特点（强度、类型、部位、性状、次数、缓急、时间、加重或缓解因素等）
		伴随症状
	诊疗经过	是否曾到医院就诊，做过哪些检查，检查结果有无异常
		治疗情况（具体治疗方式，手术或者保守，疗效及病情演变过程）
	一般情况	饮食、睡眠、大小便、体重、精神状态等
既往史	有无高血压、糖尿病、心脑血管疾病等，有无治疗方式及效果如何。	
其他病史	有无药物过敏史、手术史、传染病史等	
	有无相关病史（类似发作史，腹部病史、结石史、妇科病史、家族史等）	

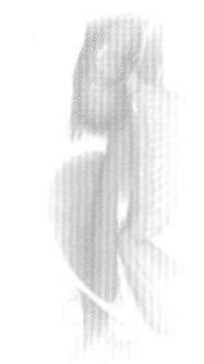

为什么要配合做好随访工作

一、什么是随访

随访是指医院对曾在医院就诊的患者，以通讯或其他方式，定期了解患者病情变化和指导患者康复的一种观察方法。通过随访，可以提高医院医前及医后服务水平，同时方便医师对患者进行跟踪观察，从而更好地为患者服务。

二、随访的意义

1. 疾病治疗特点要求定期随访 除输尿管狭窄段较长、缺血性狭窄及输尿管中段损伤等病情复杂的患者外，上尿路梗阻引起的肾积水一开始通常会采取微创治疗方案，包括留置输尿管支架或肾造瘘管、球囊扩张和输尿管内切开术等，当治疗失败时会考虑进行重建手术，微创治疗的复发率高，因此需要密切随访，以便随时调整治疗方案。

2. 指导患者康复 随访过程中，医师会对患者心理和生活进行指导，尽可能减轻治疗后遗症，提高生活质量。

3. 积累医学经验 重建手术的治疗效果需要长期的随访，才能更科学地评估，积累医师经验、从而达到提高医疗质量和发展医学科学的目的。

国外指南已将随访作为医疗质量评估标准的关键指标，并有研究提示，随访能明显改善患者预后，降低再住院率。

三、随访的方式

肾积水患者随访首选 B 超，超声诊断肾积水简便易行、无辐射、无创伤，对肾积水诊断灵敏度、特异度及准确率高，通过对比术前术后肾实质厚度、肾盂分离宽度和肾脏形态大小及肾血流阻力

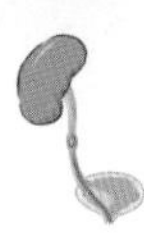

指数（RI），可以判断肾积水梗阻改善程度及初步判断肾功能恢复情况。B超若显示肾积水有加重，可以加做CTU和肾核素显像，以便更全面地了解肾功能。

治疗方式不同，采取的随访方案也各不相同，通常推荐超声检查每3个月1次 ×12次，再后每半年1次 ×4次，以后每年1次。此外利尿肾动态、MRI等检查也是评价术后效果的常用检查项目。随访过程中，如果肾积水有加重趋势，需要增加随诊复查的频率。

每次复查时都要做尿常规检查。如果尿常规中有白细胞增加等泌尿系感染表现，在用抗生素前，建议做尿培养检查，能明确是什么细菌感染，根据尿培养结果，治疗选药会更有针对性，用了抗生素后很可能会造成培养阴性。

在术后随访第1～3个月，如果影像学提示患者的肾积水症状改善，此时患者应到医院拔出体内留置的支架管。切记，体内支架管在3～6个月时应予拔除或者更换，若在体内留置时间过久会导致严重后果，包括结石形成、感染等。

随访过程中，患者是重要的参与者，是客观信息的提供者。随访使医疗服务由传统的院内延伸到了院外，更从社会适应能力、心理、生理等多方面为患者提供了院外连续性个性化服务，很大程度满足了患者的人性化需求，提高了患者的医疗体验。

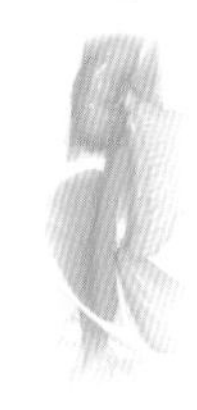

尿路修复数据库的介绍

RECUTTER（REConstruction of Urinary Tract：Technology，Epidemiology and Result）数据库由北京大学第一医院泌尿外科于2019年牵头创建，联合全国多家医疗中心，用于协同开展上尿路疾病的基础、临床、流行病学研究。RECUTTER数据库分为上尿路修复数据库及上尿路尿路上皮癌数据库。通过录入患者手术信息及随访数据、定期维护数据内容与安全等多环节联动，我们实现了RECUTTER数据库的高效扩充以及质量保证。多篇基于RECUTTER数据库的临床研究已发表于国内外知名学术杂志。目前已有超过4 500例来自北京大学第一医院、北京健宫医院、应急总医院等多家医疗中心的患者信息已经纳入RECUTTER数据库。

为什么要收集患者的临床信息？

RECUTTER数据库对患者的特征、诊断、治疗、临床路径、实验室结果、影像结果及临床结局进行了多维度的综合分析，可以实现各关联因素对临床结果影响的追溯。收集患者临床信息有助于掌握患者的诊疗经过及疾病进展，以便随时调整治疗方案，指导患者康复。此外，真实世界临床信息的整合有助于临床研究进步，可以为泌尿外科的学科发展添砖加瓦。

数据库需要收集哪些信息？我要怎么配合？

RECUTTER数据库目前建立了三种标准模板，包括门诊模板、住院模板和随访模板。门诊填写的基本信息表和随访数据表可以针对性收集研究相关信息，住院病案及医师电话随访同样为收集信息的常见渠道，信息收集后实时录入系统。

患者门诊就诊时需配合门诊医师，携带齐全已有的检验与检查

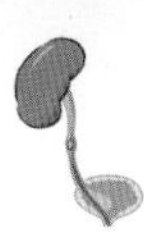

结果，如实且详尽地报告病史，填写信息收集表。住院期间，患者应配合病房医师进行检查和治疗。术后遵医嘱定期门诊随访，完善随访检查，并填写随访信息收集表。接到随访医师的随访电话、短信时，要及时回复并和医师进行有效沟通。

表 4-3　数据库信息收集内容及流程

地点	收集信息	收集方式
术前门诊	基本信息：年龄、性别	门诊病例 门诊就诊时填写信息收集表
	疾病概况：患侧、症状、既往史、病因等	
	术前检查结果：肾功能、泌尿系超声，CTU	
住院期间	基本资料	住院病历系统
	手术资料：患侧、诊断、术式、术型、狭窄长度、手术时长	
	围手术期资料：住院期间术前检查、会诊信息、病理结果、并发症及治疗情况	
术后随访门诊	目前症状：腰部酸痛、水肿等	3 ~ 6 个月 / 次随访门诊病例 随访信息收集表 随访医师电话、短信随访
	术后复查结果：肾功能、泌尿系超声、利尿肾动态	

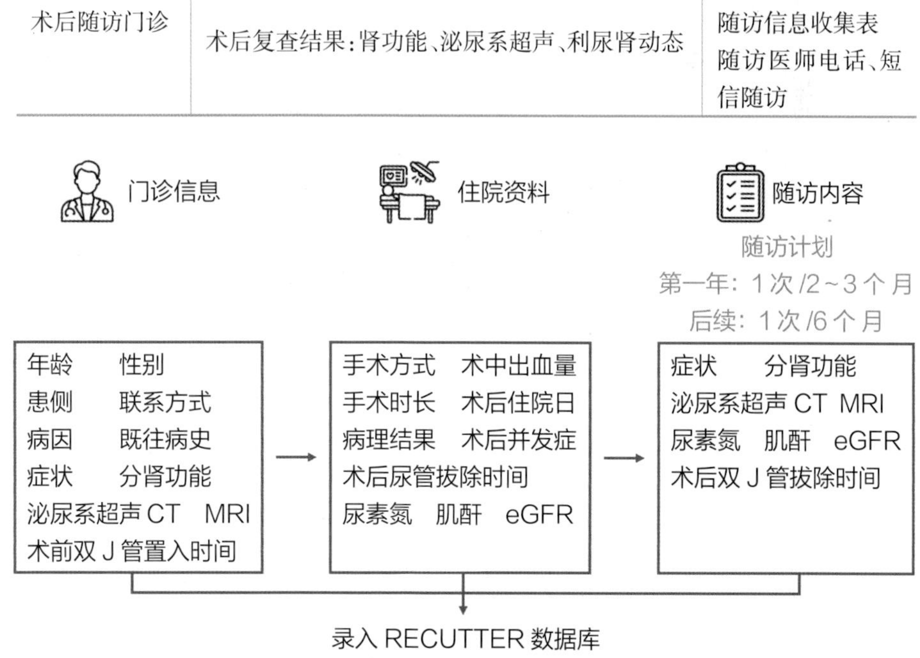

图 4-1　数据库信息收集内容及流程

我的信息及隐私进入数据库后能否得到保护？

RECUTTER 数据库已经实现数据收集流程规范化。门诊信息与住院信息均有备份，防止数据意外丢失和后续核查。RECUTTER 数据库严格遵守北京大学第一医院伦理委员会相关规定，通过影像数据脱敏及临床数据独立管理等方式，实现患者信息隐私保护。数据共享严格按照相关伦理及法规要求，保护患者隐私。数据库严格按照标准 SOP 操作，保证数据安全和用户隐私。多平台反复测试显示数据库交互界面友好，运行稳定，各项功能符合预先设计要求。

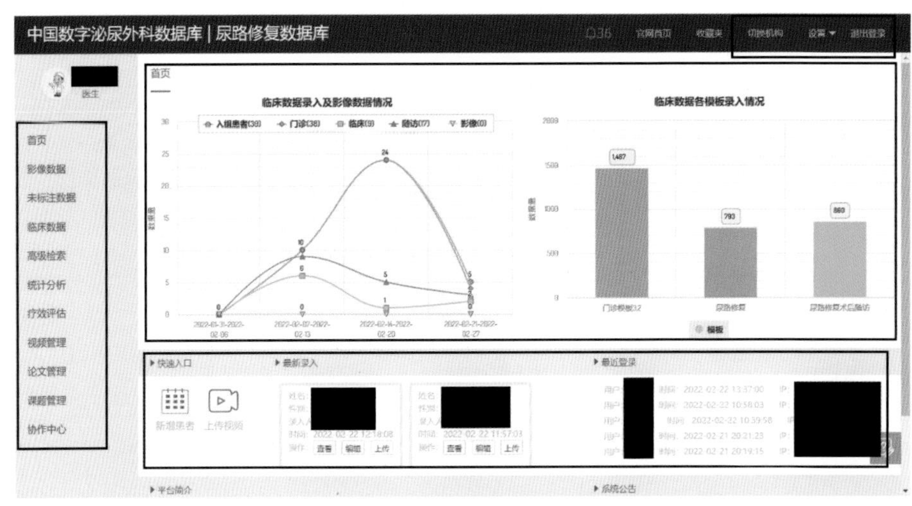

图 4-2　数据库起始界面

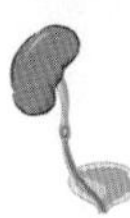

智慧健康管理系统介绍

- 对于肾积水患者而言，临床手术是治疗的核心部分，但是就诊时的既往病历资料和密切随访同样重要，这决定了整个治疗和康复过程的科学性。我们更强调针对上尿路修复患者的全生命周期管理，确保患者可以得到最佳的诊疗措施和术后康复指导。
- 肾积水患者往往面对多次的检查、治疗和长期的术后随访。由于部分肾积水患者缺乏疾病意识，对诊疗途径、方案及随访等不够了解，延误就诊时机，影响治疗效果及预后。整个治疗周期内，患者的就诊流程咨询、疾病科普教育和自我学习、常见检查问题咨询、相关病历资料的传递等问题持续影响就诊体验，同时重复性问题消耗了医师大量的时间需要一对一反复核对解释。
- 为改善医患沟通效率，建立更加畅通的医患沟通渠道，患者及时掌握个人动态诊疗情况和后续康复计划，也为了方便临床收集相关信息，更科学、全面地评估健康或疾病风险，我们搭建了智慧健康管理系统。

智慧健康管理系统采用微信小程序作为移动端入口，后端链接尿路修复数据库，融合人工智能技术构建，方便患者、医师日常使用。患者通过扫描二维码关注、实名注册后即可进入，患者端设计的功能包括以下几点。

1. 健康科普模块，包括诊疗流程、检查项目科普、围手术期注意事项、随访阶段注意事项等，方便患者自行学习，熟悉诊疗流程，配合临床医师更好地完成治疗和随访，改善预后。科普模块支持关键词智能检索，相关内容即查即用，无须额外记录。

2. 信息沟通模块，包括智能发送问卷，以及信息沟通窗口，方便医师收集健康评估表、随访表和其他相关量表，用以评估后续治疗策略。患者日常问题可以通过此系统方便地与临床治疗团队医师进行线上沟通和资料传递，避免了小问题也需要线下来回跑到医院咨询。

3. 个人检查信息和诊疗信息的查询，以及通知推送。肾积水在术后需要较长的时间恢复，患者的预后需要术后定期、长期地监测与评估。推荐患者将本程序添加为个人小程序，方便自我学习管理、持续与临床治疗团队建立信息通道，获取最佳的诊疗意见和最及时的指导。

第五章

典型事例

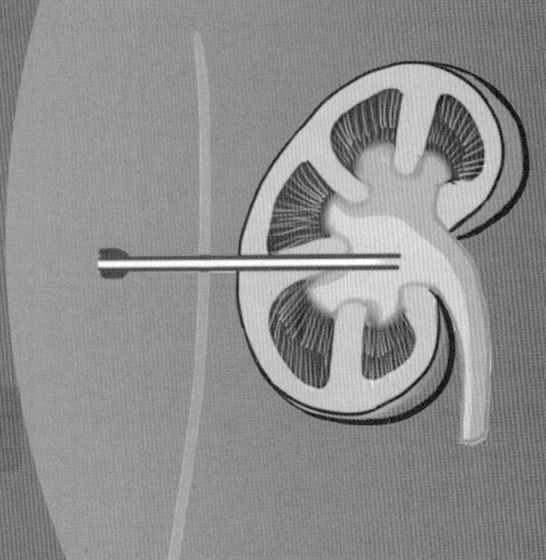

肾盂输尿管连接部梗阻导致肾积水——微创腹腔镜肾盂成形术

什么是肾盂输尿管连接部梗阻?

肾盂输尿管连接部梗阻（ureteropelvic junction obstruction，UPJO）常见原因包括：管腔内狭窄、管腔外异位血管压迫，以及动力性梗阻即输尿管蠕动不良。大多数情况下，UPJO没有特别明确的病因，许多患者从小就有，病情可逐渐加重。梗阻最直接的后果是肾积水，但患者的症状没有特异性，可表现为腰痛、发热或并发高血压，甚至没有任何症状，而仅在体检时发现肾积水。

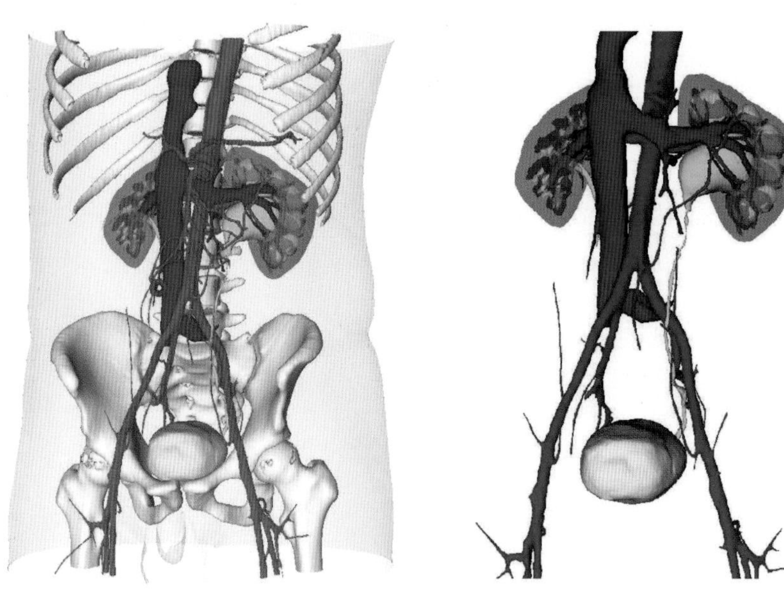

图5-1　肾盂输尿管交界处梗阻

小辉的经历

小辉（化名），36岁女性，间断出现右侧腰痛，起初疼痛可忍

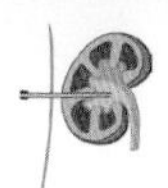

受且为间歇性，没有发热等不适，后因为反复出现腰痛持续近 10 个月时间，小辉才提高警惕，决定去医院就诊。医师给她做了泌尿系 B 超发现双肾积水，但是并没有进一步检查积水的原因，小辉回家后继续生活工作，偶尔的腰痛也不再引起她的注意。

5 个月过后，小辉腰痛加重，返院复查 B 超，发现双肾积水较前明显加重，右肾为主，此时的肾脏已经受积水压迫近 15 个月，如果再不解除积水的压迫，肾脏功能会越来越差，直至丧失功能。

肾是维持人正常生活最重要的器官之一，如果双肾功能丧失，体内的代谢废物无法按时排出体外，患者面临的结局就是肾移植或者长期透析，肾源匹配时间不确定，以及移植术后的排异反应，均限制了肾移植手术的实施，长期透析严重损害了患者的生活质量。所以，在肾功能没有完全丧失之前，一定要尽力挽救受积水压迫的肾脏。

如果暂时无法发现积水的确切病因，或者即使发现却无法及时治疗，可选择的办法就是肾造瘘术或放置输尿管支架管：前者指的是经腰部皮肤在肾上留置一根管子，将尿液引流出来，及时缓解压迫，挽救肾功能；后者指的是在膀胱镜下将一根支架管放置在输尿管内，起到引流尿液的作用。依据病情，当地医院予小辉行右肾穿刺造瘘术和左侧输尿管支架管置入术，同时缓解双侧肾积水。在当地医院保守治疗了一段时间后，医师为小辉拔除了左侧的双 J 管，但是，小辉的右肾为什么会出现那么严重的肾积水却仍然没有搞清楚。

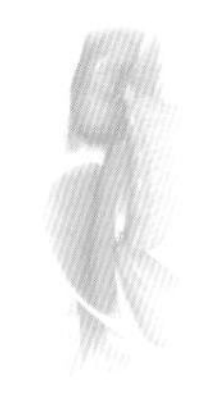

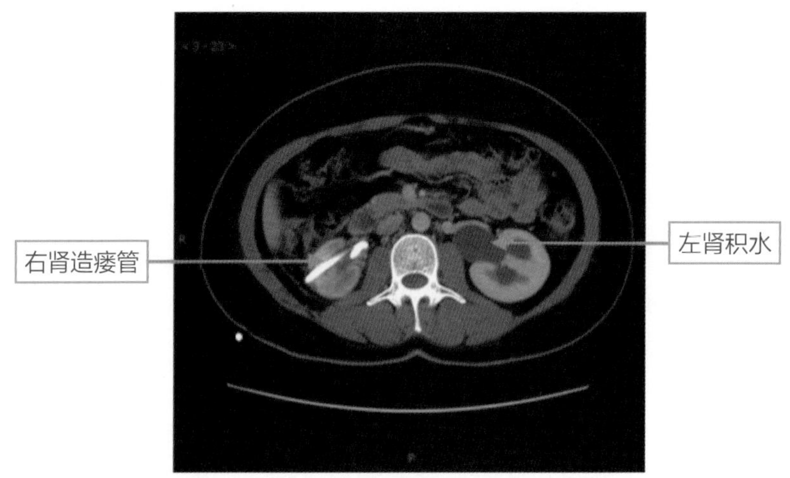

图 5-2　肾造瘘管与肾积水

经当地医师的推荐，小辉带着右肾造瘘管来到北京，找到北京大学第一医院的李学松主任。李主任详细询问病情后，为她预约了相应的影像学检查——CTU 和利尿肾动态显像，最终明确诊断为：双肾积水、右肾造瘘术后、双侧肾盂输尿管连接部梗阻，右肾功能损害严重，也就是说小辉双侧均有 UPJO，而且右侧严重，左侧较轻。

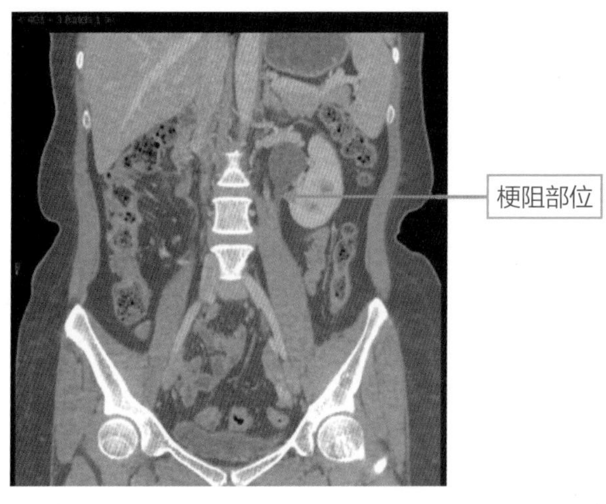

图 5-3　肾盂输尿管交界处梗阻冠状位 CT 图像

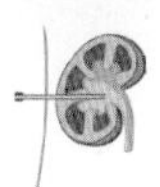

UPJO 的治疗原则是：解除梗阻，改善肾功能

小辉的右肾虽然已经解除了梗阻（当地医院已经做了肾造瘘术），但她才 36 岁，无法接受一直带着肾造瘘管生活和工作，所以必须有一种更为确切的治疗方式来拯救她的肾脏，这种治疗方式就是肾盂成形术，即将肾盂输尿管连接处梗阻的部位切除并重新缝合，使其排尿通畅。梗阻肾只要保留 1/5 以上的功能，做肾盂成形术对于患者保留肾脏就有意义。

对于李学松主任来说，可以非常熟练地在腹腔镜下完成这一术式，在治疗 UPJO 的同时，仅需在肚子上打几个孔，就可以将患者的创伤降至最低。经过与小辉沟通，李主任为她施行了腹腔镜下右侧肾盂成形术，手术过程顺利，术后恢复很平稳。术后第 3 天，小辉保留肾造瘘管出院了。虽然她继续带着肾造瘘管，但这次她有盼头了，因为保留这根管子是用于术后复查用的，而不像之前那样完全依赖这根管子救肾。术后 2 个月，小辉返院复查，恢复良好，医师又帮助小辉拔除了肾造瘘管，她恢复了生病以前的正常生活。现在，离小辉做完手术已经过去将近两年的时间，通过电话随访得知她目前的生活一切正常。

小黄的经历

小黄（化名），30 岁男性，某天在工作时突然出现左侧腰背部酸胀、隐痛不适。小黄以为是自己工作太劳累导致的，以为稍微休息几天就没事了，于是就自己默默忍受着。但是，经过近一个月的调息，上述症状并无好转，一个月内反复出现左侧腰背部酸胀、隐痛不适。小黄感觉事情没那么简单，于是告诉了妻子自己的不适，妻子听后，陪他去当地医院做检查。经过详细询问病史及查体，医师发现小黄“左侧肋脊角明显叩击痛”，并告诉小黄目前的临床表现符合“肾积水”的诊断，但是想要明确诊断及肾积水的原因，还需要做进一步的检查。于是给小黄安排了腹部CT、肾功能及血常规等检查，其中腹部CT检查结果显示“左侧输尿管上段局部狭窄，伴上段输尿管及左肾重度积水，右侧输尿管及肾未见明显异常”。肾功能检查提示患者肾功能下降。当地医院建议患者暂行“左侧输尿管支架置入术”，将尿液引流出来，以改善肾积水情况，待完善检查后行进一步诊疗。经治疗后，小黄症状好转，但为了进一步诊疗解除致病原因，小黄决定到北京做进一步检查及治疗，遂至北京大学第一医院泌尿外科李学松主任处寻求治疗。经全面检查并进行复查CTU及三维重建，结合患者病史，李学松主任团队认为小黄为“肾异位血管”导致的肾积水，也就是说小黄的肾积水是因为肾异位血管压迫肾盂输尿管连接部（UPJ）引起尿液引流受阻。

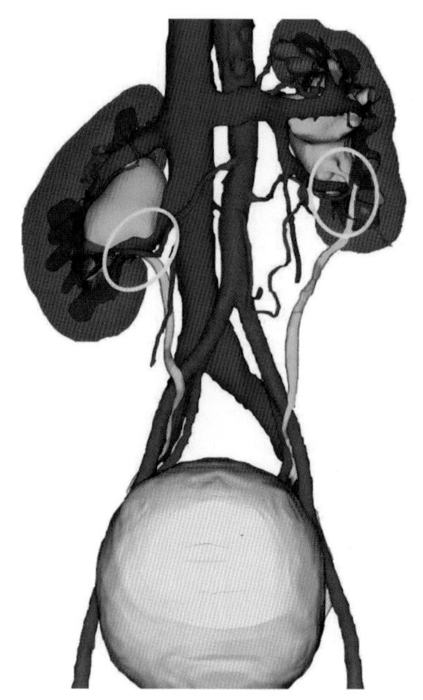

图5-4　肾异位血管三维模型（图中圈出部分为肾异位血管）

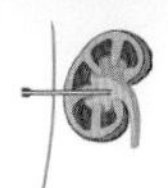

肾异位血管，也称为肾迷走血管或副肾血管，主要是指不经肾门入肾的额外肾血管，其中左侧较右侧多见，动脉较静脉多见，可为单侧也可双侧同时出现，一般是先天发育异常引起。肾异位血管可从 UPJ 前方或后方走行进入肾下极，压迫或牵拉 UPJ，造成局部输尿管扭曲、压迫至尿液引流受阻，从而引起肾积水。

这种疾病的治疗一般先采用腹腔镜下解除异位血管的压迫，然后行肾盂成形术。对异位血管，我们主张不保留静脉，尽量保留动脉。李学松主任团队对于这种手术有着非常丰富的经验。小黄在明白了自己所患的疾病后，决定选择李主任团队为其进行手术治疗。于是在小黄完善术前检查及准备后，李学松主任团队经过术前讨论，决定为小黄施行腹腔镜下肾盂成形术。

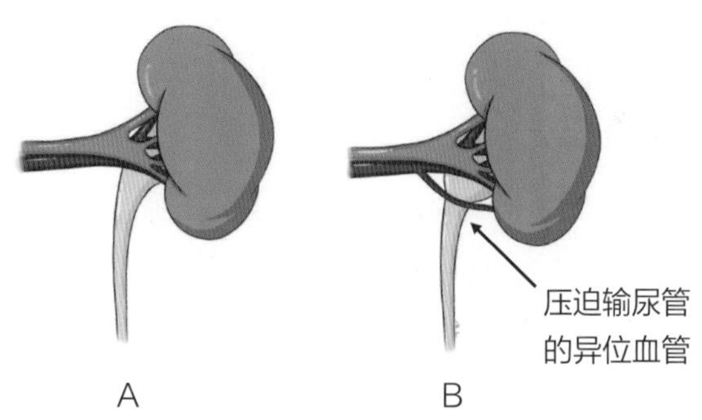

图 5-5　肾异位动脉压迫输尿管示意图

A. 正常肾脏、肾血管和输尿管的示意图；B. 肾异位动脉压迫输尿管。

手术顺利，术后留置双 J 管，术后第 3 天，小黄保留双 J 管出院了。术后 2 个月，小黄返院复查，恢复良好，医师又帮助小黄拔除了双 J 管。经治疗后，小黄左侧腰背部酸胀、隐痛等不适感觉消失了，术后复查肾功能也逐渐恢复到了正常水平。出院后随访两年，小黄并未出现明显不适。

马蹄肾肾积水的微创手术治疗

小磊久治不愈的腰痛

小磊（化名），36岁男性，1年前出现不明原因的右侧腰腹部疼痛。他前往当地医院就诊，检查发现：双肾积水，右肾结石。医师首先在他右侧的输尿管中放置了一根双J管，用来引流积水。引流1个月以后，小磊接受了右侧输尿管软镜钬激光碎石取石术，就是将输尿管软镜通过尿道进入输尿管，利用钬激光把结石击碎并取出，最后在该侧输尿管中留置了输尿管支架管。术后小磊按照规定的时间拔除了输尿管支架管。不幸的是，小磊症状并没有得到有效缓解，右侧腰腹部的疼痛依然困扰着他，并且影响了日常生活和工作，为此他痛苦不已。

不久之后，他再次前往当地医院进行检查，结果显示他右侧的肾盂里又出现了结石，医师为他进行了第二次右侧输尿管软镜钬激光碎石取石术，术后又一次放置了双J管。小磊满怀期待地等到了拔管那天，希望这一次的碎石手术能够彻底解决他的痛苦。可是事与愿违，拔管之后腰痛的症状还是反复发作。小磊心想，腰痛的症状在碎石术后没有缓解，仍然如此反复发作，那么腰痛一定不是单纯的结石所致，那到底是什么原因呢？

这次，小磊带着最后的希望就诊于北京大学第一医院泌尿外科李学松主任的门诊。李主任带领的上尿路修复团队为小磊制订了相应的化验与检查方案。CTU及三维重建检查提示：马蹄肾；双肾积水，肾盂输尿管连接部梗阻（UPJO）可能；右肾结石。利尿肾动态显像提示左肾肾小球滤过率50.7ml/min，而右肾肾小球滤过率仅17.8%，右肾功能严重受损。

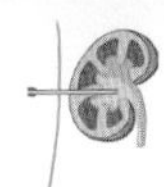

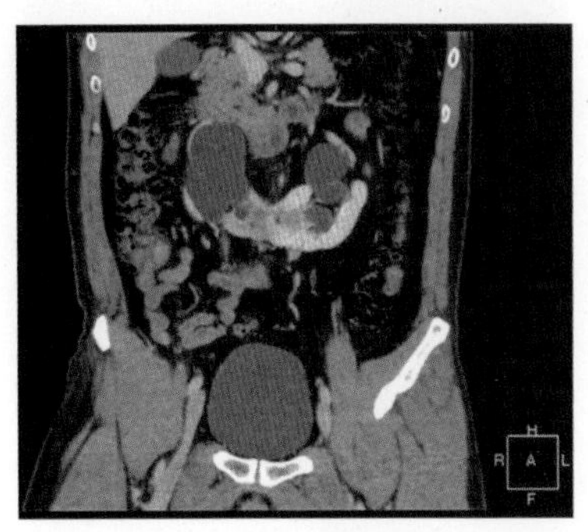

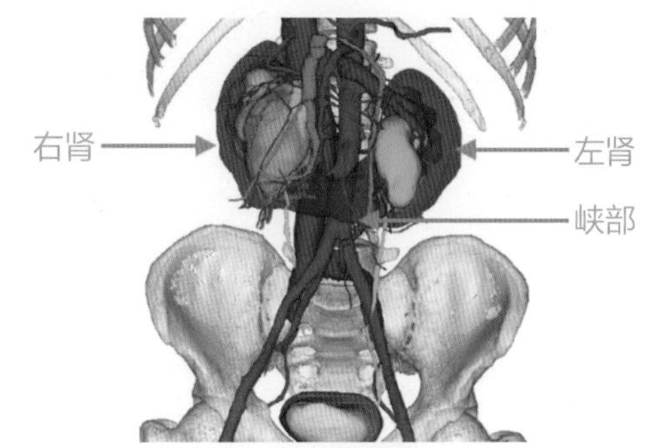

图 5-6 马蹄肾肾积水的增强 CT 图像（左）及其三维重建（右）示意图

马蹄肾是一种最常见的肾融合畸形，是由于胚胎发育过程中左右两侧肾脏异常融合所致，大多数为肾脏下极融合，发病率约 0.2%，以男性多见。马蹄肾常常合并其他解剖异常，包括峡部（双肾融合处）、肾旋转不良、异位血管、UPJO 等等。如果这些解剖异常导致了尿路梗阻，患者将会出现肾积水，进一步产生腰痛、血尿、结石、感染等症状，严重的积水甚至会损害肾功能。

小磊的治疗

经过全面的检查发现，原来小磊的症状来源于马蹄肾先天性肾畸形导致的肾积水，李主任根据 CT 三维重建的图像分析：小磊的马蹄肾、异位血管、UPJO 等复杂的解剖异常共同导致了肾积水，并且他的双肾积水以右侧更为严重，还继发结石，出现反复发作的腰痛，右侧肾功能也遭受了损害。李学松主任在全面了解小磊的病情之后，为他制定了个性化的手术方案——头低截石位国产康多机器人辅助腹腔镜下双侧肾盂成形术 + 右侧肾盂切开取石术。李主任在术中不仅处理了双侧的 UPJO 和异位血管，还用膀胱软镜探查了右侧肾脏、取出了结石，并在左右两侧输尿管各留置一根双 J 管。

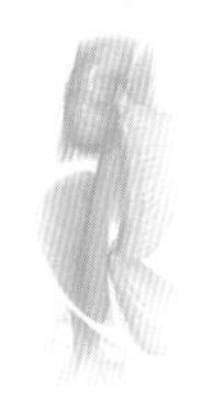

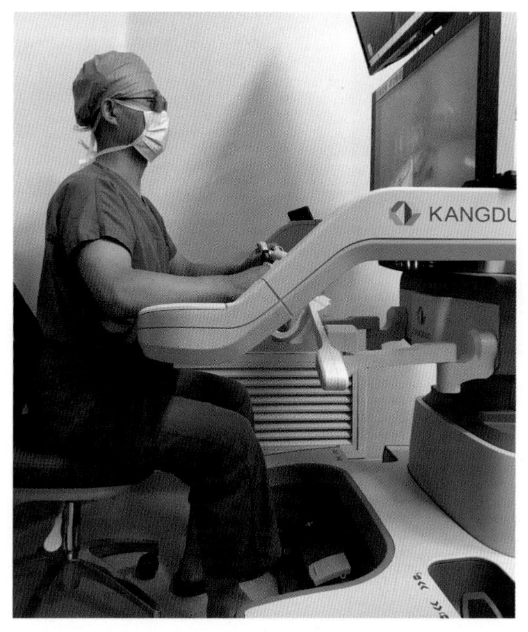

图 5-7　李学松主任正在操作康多机器人控制台

与传统的腹腔镜肾盂成形术相比，机器人手术系统不仅延续了微创外科手术的理念，还能为术者提供更佳的三维视野、更加精细的缝合操作，进而降低手术难度，同时降低了术中和术后并发症的发生率，特别适用于马蹄肾这种复杂畸形合并肾积水的患者。此外，李主任创新性地将头低截石位的体位及相匹配的入路应用于马蹄肾肾积水的微创手术治疗当中。对术者来说，这一体位与入路不仅可以一次性处理双侧的肾积水，中间不需要重新对接机器人系统，减少重复的手术步骤、节约手术时间，还能提供更宽阔的手术视野与操作范围，更有利于解决马蹄肾手术中存在的技术难题。对双侧患病的患者来说，这一手术入路不但节省了手术时间，甚至免去一些患者需要接受两次手术治疗的痛苦，而且该术式的伤口都在肚脐平面以下，术后恢复也更加美观，还能减少术后发生肠粘连、肠梗阻的风险。

小磊的手术过程很顺利。小磊在术后第 4 天拔除了双侧的腹腔

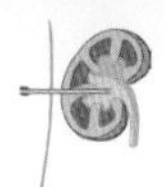

引流管，在术后第 5 天顺利出院。术后 1 周，小磊拔除了导尿管。术后 2 个月，医师为小磊顺利拔除了双 J 管。后来，小磊定期到李主任门诊复查，动态 MRU 显示双侧尿路引流通畅，B 超和增强 CT 提示双肾积水也比术前减轻了。术后一年多以来，小磊的症状明显缓解了，肾功能也保持稳定，小磊又能回到正常的生活和工作中了。

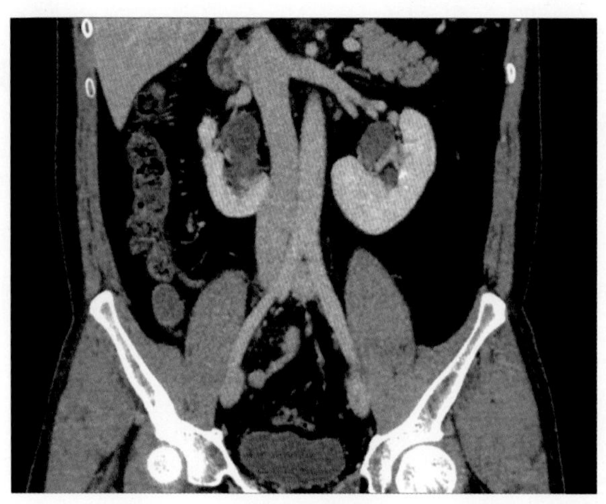

图 5-8 术后 1 年复查 CTU 图像

球囊扩张能解决输尿管狭窄的问题吗？

什么是孤立肾合并输尿管狭窄？

想必现在大家对输尿管狭窄都有了一定的认识，也了解了输尿管狭窄的危害，那么我们在这一节介绍一下孤立肾合并输尿管狭窄。孤立肾主要有两种情况：一种是指单侧肾未发育或者发育不良引起的先天性孤立肾，另一种是因肿瘤、结核、外伤、结石、狭窄等原因导致的肾脏切除或一侧肾功能丧失。两者结果都是现实生活中只能依靠一个肾脏支持日常的生活。一旦这个孤立肾出现输尿管狭窄，并且得不到及时有效治疗，结果有可能是灾难性的。接下来讲的故事就是关于一位孤立肾合并输尿管狭窄的患者，让我们一起来看一看是怎么回事。

王先生的经历

53 岁的王先生（化名）半年前开始出现排尿困难，偶尔出现左侧腰部间断性疼痛，一开始只是以为老年人都会出现排尿费劲，也没有太在意。可后来疼痛症状却一天比一天加重，疼起来又是恶心又是吐，王先生才赶紧来到医院。医师建议他去做泌尿系超声，超声提示左肾中度积水，左侧输尿管扩张，右肾萎缩，进一步行利尿肾动态显像提示右肾 GFR 值 10ml/min，左肾 GFR 值 45ml/min，血生化提示肌酐 123μmol/L。虽然肾功能位于正常范围，但是此时的王先生只有左肾在维持正常的生活，他的右肾已经萎缩且丧失功能，也就是医学所说的“功能性孤立肾”。如果左肾积水没有及时发现，任由其积水加重，肾脏功能会越来越差，甚至最终可能完全丧失功能。

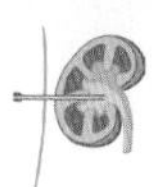

肾脏是维持我们正常生活的重要器官之一。如果双肾功能丧失，体内的代谢废物（肌酐）无法排出体外，患者面临的结局是尿毒症（肾衰竭）；而治疗方式不是长期透析就是做肾移植，任何一种治疗方式都会大大降低生活质量。尤其是对于孤立肾患者，在肾功能完全丧失之前，一定要尽量挽救积水压迫的肾脏。

根据病情的轻重缓急，当地医院给王先生行左肾造瘘术（在肾脏上留一根管子，将尿液引流出来），及时缓解肾积水，挽救肾功能。虽然肾功能及时得到了挽救，但王先生肾积水的原因仍然没有找到。长期留置肾造瘘管也让王先生的生活极度不便。这时候他决定再进一步检查一下，明确病因了才能选择更合适的治疗方式。在当地医师的推荐下，王先生带着肾造瘘管来到北京，找到了北京大学第一医院的李学松主任。李主任详细询问了病情后，为他预约了一系列检查，最终确诊为左侧肾盂输尿管连接部梗阻（左侧输尿管上段狭窄），伴有左肾积水、右肾萎缩、右肾功能严重损害，也就是说王先生左肾积水是由于左侧输尿管狭窄（先天性畸形）导致。

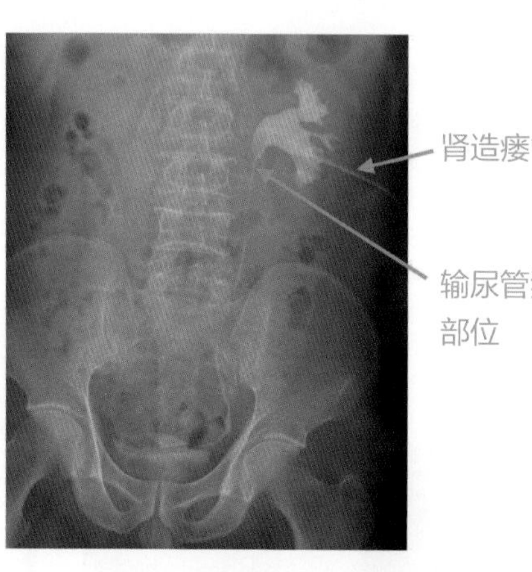

图 5-9 术前尿路造影

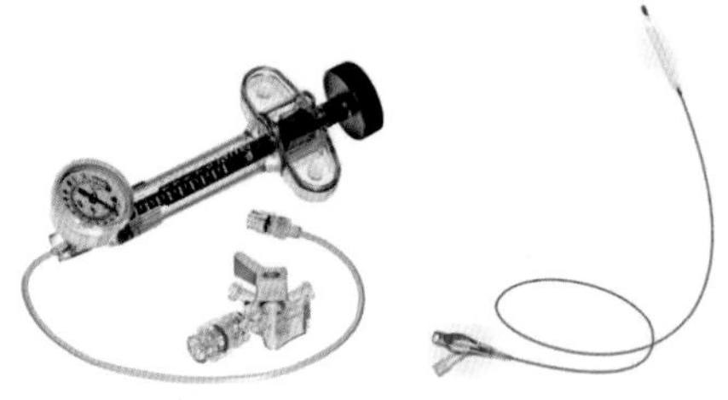
图 5-10　输尿管球囊扩张导管装置

李学松主任有多种手术方案可供王先生选择。第一是在内镜下（无需开刀）手术。通过经皮肾通道顺行或者经尿道输尿管逆行两种方法，将内镜置入输尿管内，直视下看到输尿管狭窄部位，在狭窄部位放置输尿管球囊扩张导管，利用球囊的压力将输尿管狭窄段撑开，将狭窄段完全扩开后再留置输尿管支架管，起到维持治疗的效果。但是这个手术对狭窄的长度有一定的要求，狭窄段太长的话，不适宜行此种术式。此外，术后有可能存在狭窄复发的情况。第二是选择微创手术，行腹腔镜下肾盂输尿管成形术需在腹部切开4个大小约1cm的切口，游离出狭窄的输尿管，以先切除再吻合的方式解决问题。手术相对安全，复发的概率也稍低一些，但相比内镜下球囊扩张，术后恢复时间稍长。经过慎重考虑，王先生与家人选择了第一种手术方式——球囊扩张。在李主任的熟练操作下，手术用时不到10分钟，术后第二天王先生便出院了。术后3个月，医师拔除了留在输尿管内的支架管，王先生也复查了泌尿系CT，发现左肾积水已经完全消失。慢慢地，王先生逐渐恢复了生病前的正常生活。小球囊，大疗效，更加微创的手术方式保住了王先生仅存的肾脏，也守护住了王先生美好的晚年生活。

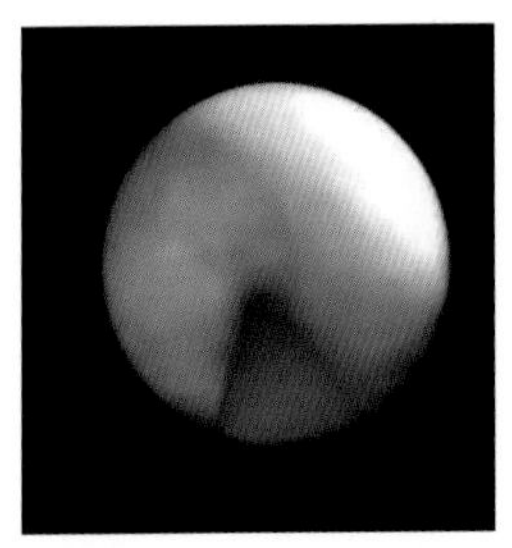
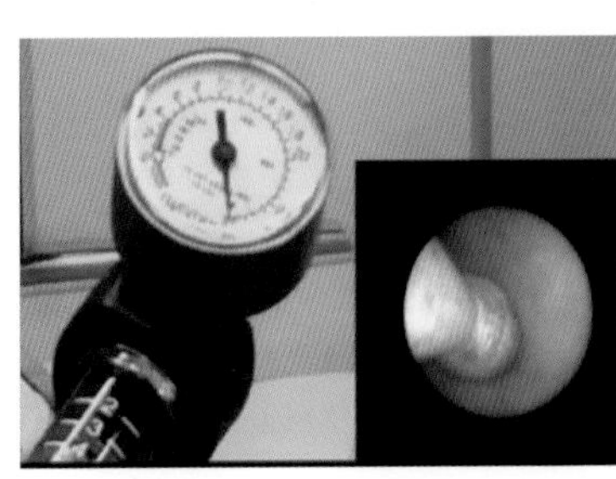
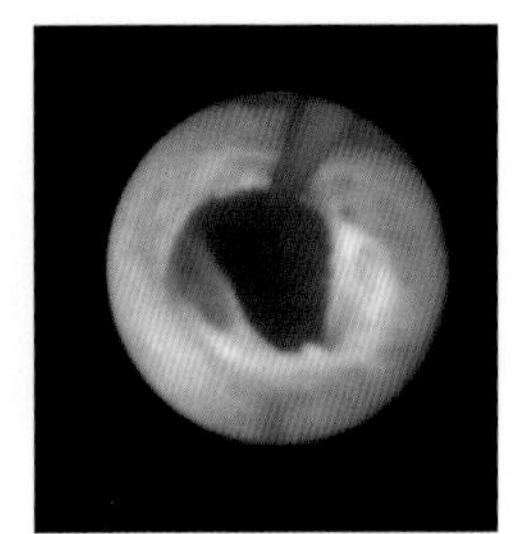
图 5-11　球囊手术过程（从左至右分别为治疗前狭窄、球囊扩张中、治疗后）

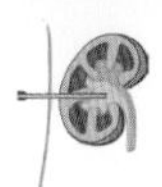

肾盂输尿管连接部梗阻合并肾结石——肾盂成形联合取石术

小宋的经历

小宋（化名），男性，21 岁，1 年来偶有腰痛、腹痛，在当地医院检查后发现右肾积水，诊断为 UPJO。为了最大程度保护小宋的肾功能，当地医院的医师在小宋右侧输尿管中置入了输尿管支架管，这样小宋肾脏的积水就可以通过这根支架管排到膀胱里，从而使肾脏产生的代谢废物得到最大程度地排出。但是，体内带管终究不是根本解决办法，而且带管也给小宋的生活带来了极大不便。年纪轻轻的小宋想到自己需要终身定期更换输尿管支架管，十分迷茫，不知道后续怎么办。

小宋的治疗

在众多病友的推荐下，小宋来到了北京大学第一医院，找到了李学松主任的上尿路修复团队。在完善泌尿系超声、CTU、肾动态显像等检查后，李学松主任为他制订了个体化的详细治疗方案，使他对摆脱输尿管支架管重燃希望。

按照李学松主任的建议，小宋首先做了右肾造瘘术，通过造瘘管引流尿液，小宋的右侧输尿管可以得到充足的休息。同时，肾动态显像显示，小宋右侧肾脏的肾功能还没有明显的损伤。然而，CTU 显示，右肾除了存在 UPJO 外，还合并多发肾结石。为了避免术后肾结石掉落引起输尿管梗阻，小宋的这次手术需要在解除 UPJO 的同时，取出肾结石。为了提高手术的成功率，减少手术的创伤，李学松主任团队决定为小宋进行机器人辅助腹腔镜下肾盂成形术联合软镜取石术。该手术只需在腹部打几个小孔，通过机械臂和腔内操作器械，解除 UPJO 并完成取石，但这无疑是一台较高难度的手术。

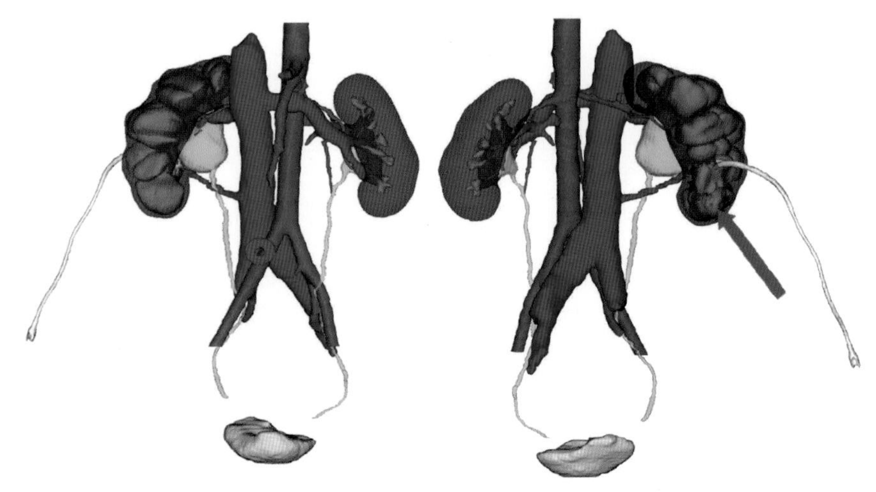

图 5-12　术前三维重建（红色箭头所示位置为肾结石）

各种准备工作就绪后，小宋怀着一颗忐忑的心，接受了手术。手术历时 3 小时 10 分钟，手术过程顺利，术中出血仅 10ml。术后小宋恢复很快，术后第 1 天小宋可以下地、饮水、进食，术后第 3 天小宋就拔除了引流管，术后第 6 天小宋在夹闭肾造瘘管后，顺利出院。

术后 2 个月，医师顺利为小宋拔除了右侧输尿管支架管，这一次，医师并没有为他再放置一根新管，小宋终于结束了长达一年多的带管生活。医师还为他安排了上尿路影像尿动力检查，检查显示小宋的输尿管非常通畅，并为小宋拔除了肾造瘘管，尿液再也不需要管子的引流就可以自行排入膀胱。此后，小宋仍坚持规律复查。现在小宋术后已经 2 年多了，日常生活已经和正常人完全一样，复查的结果也显示，小宋的肾盂输尿管连接部没有再出现梗阻，肾里面也没再长过结石，肾功能目前仍维持正常。

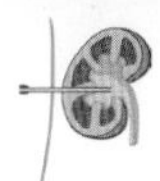

UPJO 合并肾结石与肾盂成形术联合取石术

UPJO 是一种最常见的先天性上尿路梗阻性疾病。由于肾盂内尿液蓄积和继发尿路感染，高达 20% 的 UPJO 患者会合并患侧的肾结石。UPJO 合并肾结石的治疗方法包括切开取石、经皮肾镜取石联合肾盂内切开术、腹腔镜肾盂成形术联合硬镜、软镜取石术。近年来随着微创技术的快速发展，腹腔镜肾盂成形术联合硬镜、软镜取石术已成为常用的治疗方式，但手术难度相对较大。手术机器人系统在视野清晰度、裁剪、缝合等精细操作方面具有明显的优势，可以降低手术难度、减少围手术期并发症的发生，适用于 UPJO 合并肾结石这样的复杂肾积水的治疗。

肾盂输尿管连接部梗阻二次成形——难度加大的肾盂瓣成形术

什么是肾盂输尿管连接部梗阻？

见上文。

肾脏是维持人体正常生活最重要的器官之一，良好的肾功能可以将体内的代谢废物及时足量的排出体外，长期的肾积水能够逐步压迫肾脏实质，逐渐减少肾单位，使肾功能逐渐降低，甚至彻底丧失功能。所以，在肾功能没有完全丧失之前，一定要尽力解除积水对肾实质的压迫，保护肾脏功能。

处理 UPJO 时，通常采用肾盂成形术，将肾盂输尿管连接部的狭窄段修补通畅，以改善肾积水，缓解症状并保护肾功能。但是，有时手术并不能取得满意的效果。如果修补后输尿管不够通畅，不但无法达到预期疗效，甚至会加重原有症状，肾功能进一步损失。对于接受过相关手术而疗效不佳的患者，再次手术是消除患者痛苦的最优方法；但是再次手术受多种因素制约，包括病变区域炎症浸润、周围瘢痕压迫、正常解剖层次改变及多种难以预知的因素，常会遇到难以处理的困境，导致许多医师唯恐避之不及。通常来说，再次修复 UPJO 是对医师极大的挑战。

小周的经历

小周（化名）是东北人，31 岁，平素体健，在河北工作生活。2 年前开始，小周左侧腰痛不适，起初疼痛可忍受且为间歇性，并

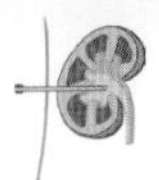

未伴有发热，小周觉得自己年轻身体好，未予重视；后来症状反复出现且时轻时重，小周才提高警惕，决定到当地医院就诊。医师经过初步检查发现他有肾积水，并进一步综合相关检查结果和病史确诊为左侧 UPJO。遂于当地医院行腹腔镜下左侧肾盂成形术，手术过程顺利，术后小周自觉症状有所缓解，虽然偶尔仍会有些许不适，但是总体情况较术前有所改善。

时间这样过去了 1 年，小周在复查时发现左肾结石，当时主治医师综合患者 UPJO 手术史及较大的左肾结石的病情，决定行左侧经皮肾镜碎石治疗，同时通过肾镜通道将输尿管狭窄段进行球囊扩张，并留置输尿管支架管力保输尿管通畅。术后拔除支架管后，小周坚持定期复查，发现肾积水情况仍逐渐加重。为保护肾功能，争取治愈机会，医师为他进行了肾造瘘术。经历了多次手术之后，小周认识到，如果任由肾积水恶化下去，结果将造成左肾功能的丧失。为保护左肾，小周辗转多家医院寻求彻底解决办法，大多数医师建议他长期甚至终生留置输尿管支架管。小周认为自己还很年轻，难以接受终身带管及换管的方案。在经过多处求医问诊后，小周逐渐了解到北京大学第一医院李学松主任在治疗此类疾病中积累了丰富的经验，故慕名来到李主任门诊求治。

在门诊，李主任详细询问了小周的病史和前期手术情况，为他预约了合适的影像学检查，包括 CTU、顺行肾盂造影、泌尿系超声和利尿肾动态显像，特别是基于 CT 数据的计算机三维重建，对梗阻部的解剖层次与位置关系显示得非常直观，并且评估了狭窄段的位置和长度。经过细致的检查及评估，小周被诊断为：左侧 UPJO。为保住左肾，小周需要接受进一步治疗。

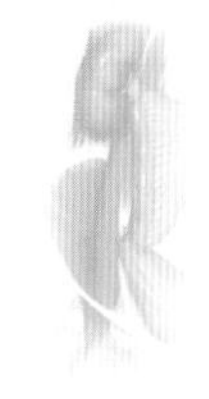

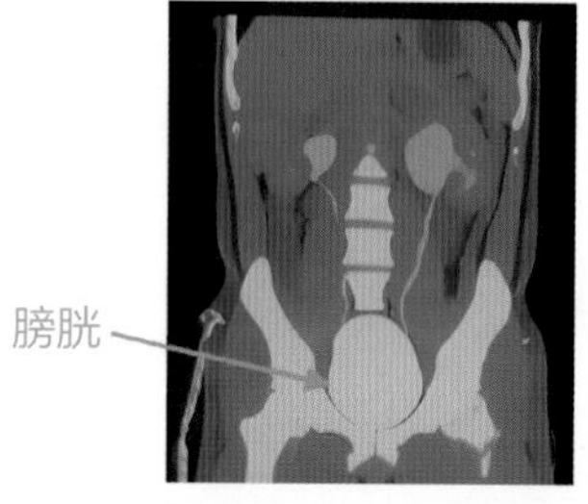

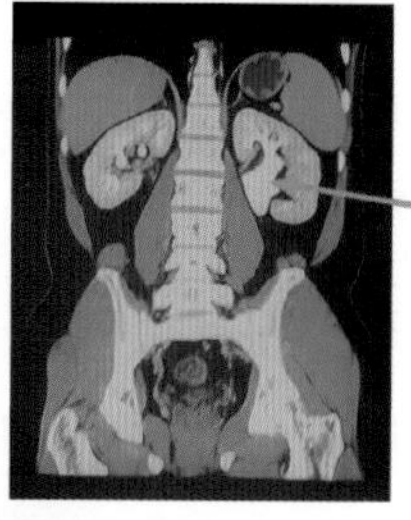

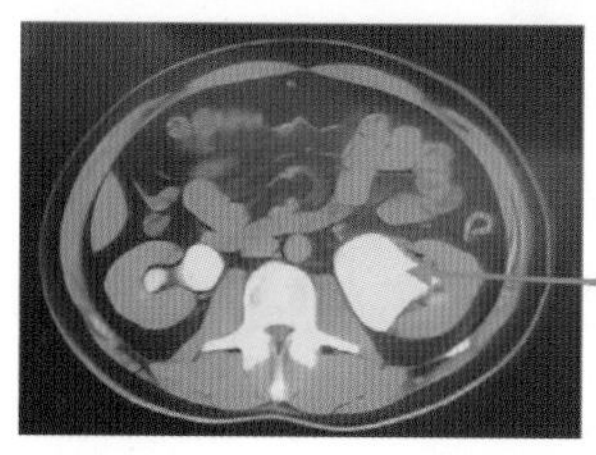

图 5-13　CTU

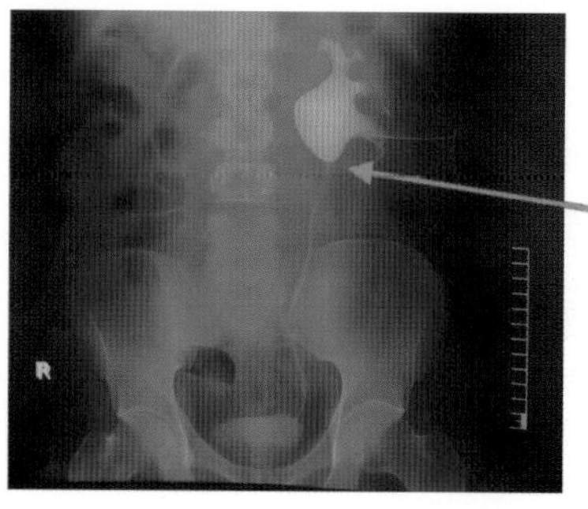

图 5-14　顺行造影图

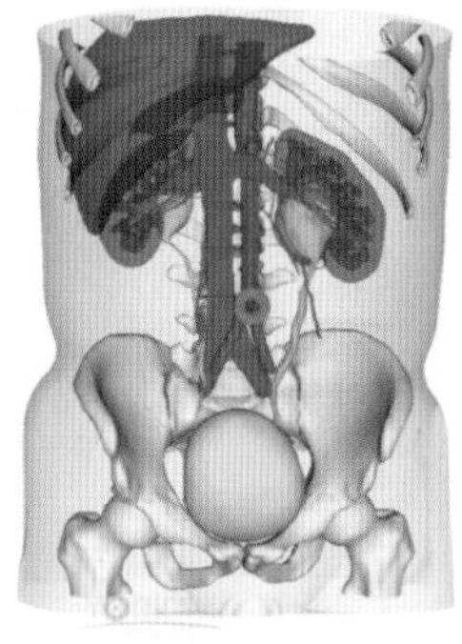

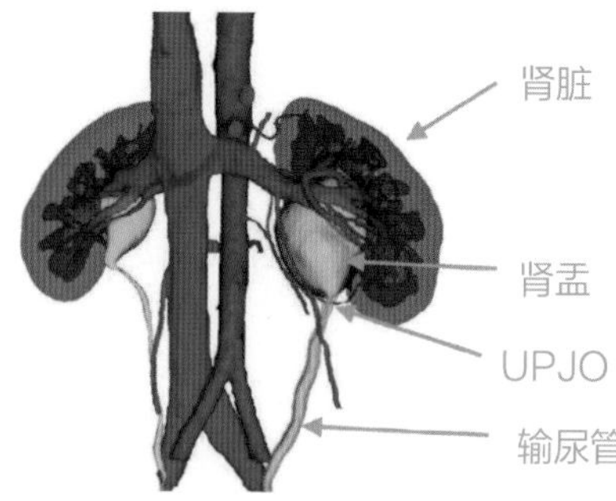

图 5-15　术前三维重建

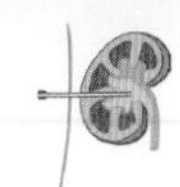

治疗原则：解除梗阻，保护肾功能

小周在进行了肾造瘘术后，暂时解除了肾脏梗阻，但只有31岁的他完全无法接受长期带管的生活。无论是长期带肾造瘘管或是输尿管支架管，都将给阳光开朗的他蒙上厚重的生活阴影。所以，必须尝试更为确切的治疗方法来彻底解决小周的UPJO，挽救肾脏功能。此外，这次手术的难点主要在于患者既往接受过复杂的肾盂成形术，曾经的治疗使得患者病灶周围的组织存在炎症粘连，显露过程将十分困难，并且对输尿管新吻合口将有压迫作用，对于此类情况的精准处理在上尿路修复中是比较有挑战的。经过缜密的策划和周密的准备，李主任决定为小周采用机器人辅助左侧肾盂瓣成形术。由于小周已经接受过单纯肾盂成形术，狭窄段位置比较低，单纯将肾盂和输尿管直接吻合会导致吻合口张力过大，手术失败率高，术后效果无法保证。肾盂瓣成形术可以利用较为宽敞的肾盂和冗余的肾盂壁组织修补狭窄位置；同时通过对肾盂壁的裁剪和翻转，补充覆盖输尿管缺损的部分。这样做不但能够利用部分冗余的肾盂壁修补输尿管的缺损，而且还将吻合口修剪成为更为通畅的漏斗状，拓宽了狭窄处。这种手术方案使输尿管和肾盂的流出道通畅，收缩了扩张的肾盂，改善了尿液流出动力学。

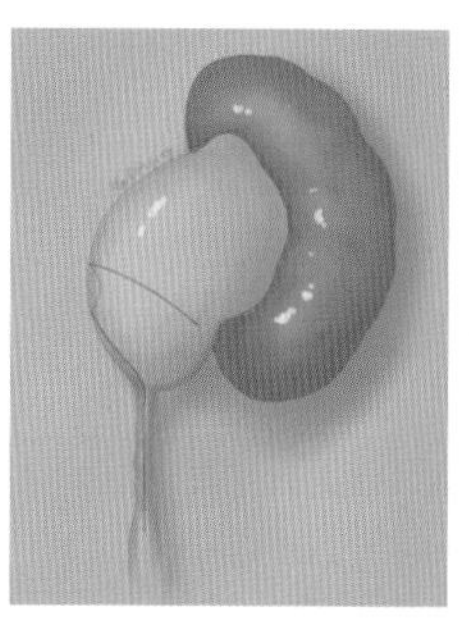
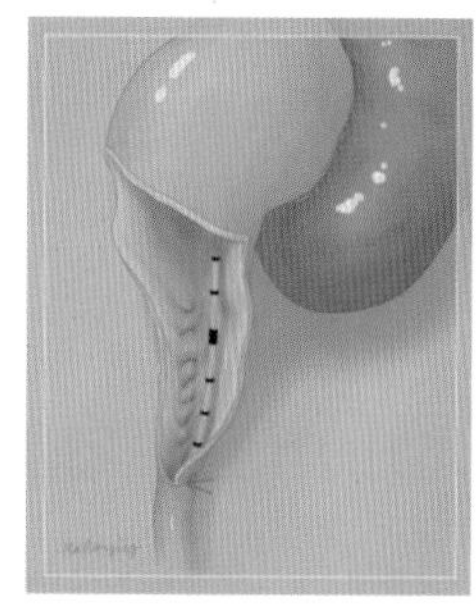
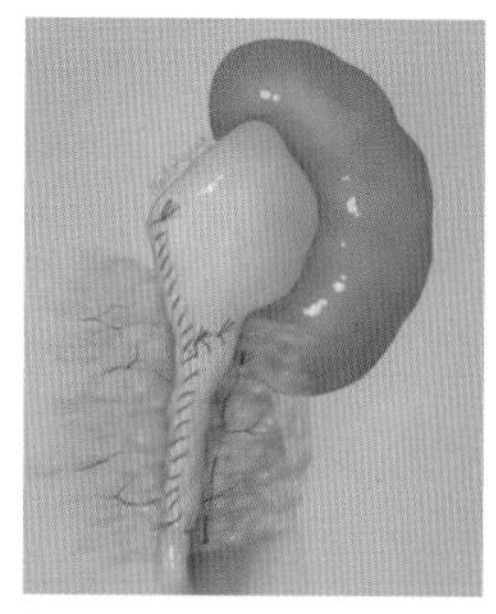

图 5-16　肾盂瓣成形术手术示意图

引自：CHENG S D, LI X F, YANG K L, et al. Modified laparoscopic and robotic flap pyeloplasty for recurrent ureteropelvic junction obstruction with a long proximal ureteral stricture: The “wishbone” anastomosis and the “ureteral plate” technique[J]. Urol Int, 2021, 105(7-8):642-649. 为北京大学第一医院泌尿外科发表的科学文献。

李主任进行此类手术拥有丰富的经验，可以非常熟练地操作机器人手术系统，并且在治疗狭窄的同时，将患者的创伤降至最低。小周的手术进行得十分顺利，术后恢复也十分平稳。术后第 4 天，小周带着肾造瘘管出院了，虽然没有立即拔出肾造瘘管，但是小周觉得生活有了盼头，因为术后保留肾造瘘管的意义在于复查和保障术后安全恢复，而不像之前那样需要支架管或造瘘管来挽救肾脏。术后 2 个月，小周复查恢复良好，终于彻底拔除了肾造瘘管，恢复到正常的生活。复查时，小周感到十分欣慰，自己终于能够恢复正常的工作生活，并向李主任表达了感激之情。这段经历也使小周更加珍惜和热爱生活，让他对未来充满期待和希望。

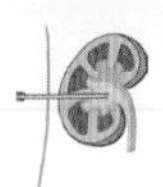

巨输尿管导致肾积水——内镜下球囊扩张术的运用

什么是巨输尿管症?

原发性巨输尿管症是临床上成人较少见的先天性疾病，早在1923年，Caulk教授最早提出了巨输尿管症的概念，并将诊断标准定义为输尿管的直径异常扩张≥7mm，同时膀胱和尿道形态功能均为正常。

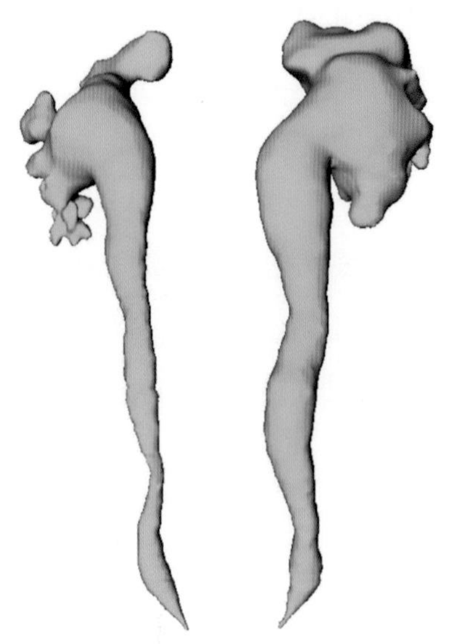

图5-17 巨输尿管CT三维重建图

巨输尿管症的症状并无特异性，患者常出现的临床症状包括腰痛、泌尿系感染、血尿、继发的肾积水和结石等，但其影像学表现较典型，因此巨输尿管症的诊断多依赖于影像学检查，例如传统的影像学检查B超、CT等。

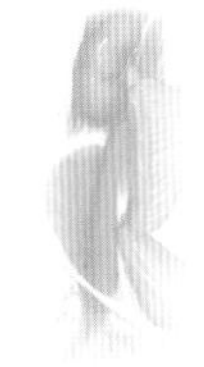

小张奇怪地腰痛

25岁那年，很少生病的小张（化名）在没有任何诱发因素的情况下，时常感觉到双侧腰部发胀，隐隐作痛，这种疼痛还能从腰部往大腿根处窜。一开始小张以为是工作忙，累着了，也没当回事。1年多前，小张感觉腰部隐痛的感觉越发得频繁，程度也比之前要重了，犹豫之间，她决定去医院进行体检。

在当地医院做了腹部B超，结果提示小张的双侧肾脏都存在肾积水，而且两侧的输尿管中上段也呈现全程扩张的情况。进一步行泌尿系CT，显示小张两侧输尿管下段有狭窄。小张在当地医院进行了经尿道双侧输尿管扩张+双侧双J管置入的处理，手术中在输尿管镜下可见双侧输尿管口处存在1cm长的狭窄，医师用3根输尿管导管支架管对狭窄处进行了扩张，术后双侧各留了1根双J管作为引流。

术后，小张感觉之前愈发加重的腰胀和隐痛减轻了，但因为体内还留着双J管，偶尔会在活动后感到疼痛，甚至出现轻微血尿，但为了治病，她坚强地挺到了术后3个月拔除双J管时，盼望着就此与病痛告别。不幸的是，在拔除双J管的半年后，小张再次感到腰部隐痛的症状。

这一次，小张来到了北京大学第一医院泌尿外科，就诊于李主任门诊。门诊CTU显示：双侧输尿管末端管壁轻度增厚伴强化，局部管腔狭窄，继发上段尿路积水扩张，考虑为先天性巨输尿管。后行核素肾图显像示：双肾血流灌注及功能尚可，双肾积水，考虑机械性梗阻为主。最终，小张被诊断为成人原发性梗阻性巨输尿管症。

李学松主任团队通过对小张的CTU进行三维重建，我们可以很简洁明了地观察到小张存在双侧肾脏及输尿管的积水，以及输尿管下段近膀胱开口处的狭窄。

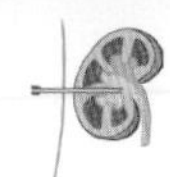

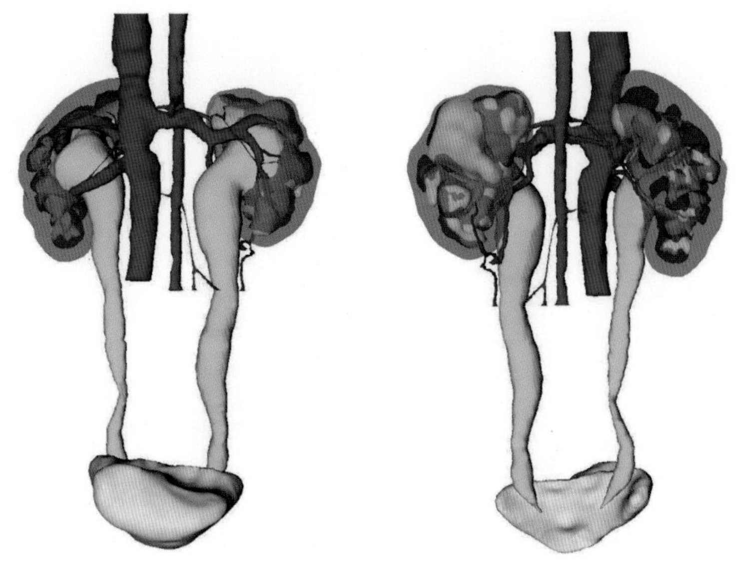

图 5-18 双侧巨输尿管的增强 CT 三维重建图

巨输尿管的传统治疗是将输尿管狭窄段切除，并将剩余的输尿管与膀胱进行吻合。近年来随着内镜技术的不断发展，作为利用人体自然腔道的微创治疗手段，内镜下球囊扩张术为巨输尿管患者带来了新的治疗选择。

小张的治疗

最终，因为输尿管的狭窄段 < 3cm，且肾输尿管属中等积水，李主任精心为小张设计了双侧输尿管下段球囊扩张联合内切开的微创手术，术中利用 F30 大口径的球囊于输尿管狭窄段扩张 3 分钟，同时进行了内切开手术，术后两侧各放置两根 F7 的双 J 管。

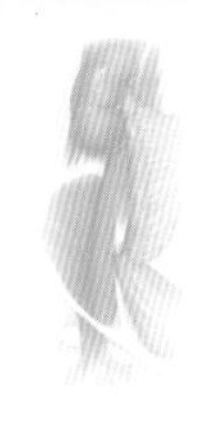

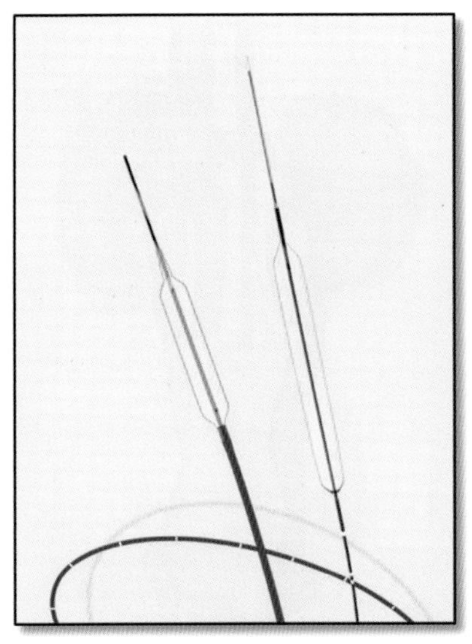
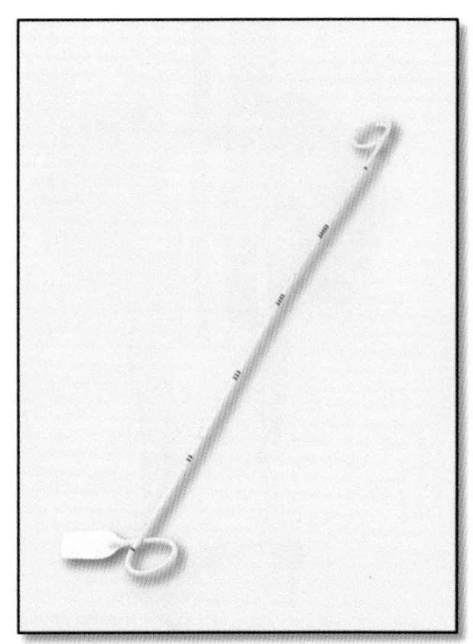

图 5-19　球囊扩张器及双 J 管

小张于术后 2 个月按要求拔除了体内双 J 管并进行了术后复查，行输尿管镜提示输尿管下段管腔通畅，未见明显再狭窄，B 超提示积水较前明显减轻，小张也觉得腰部隐痛较前明显缓解了，她现在仍坚持定期于李主任门诊复查。

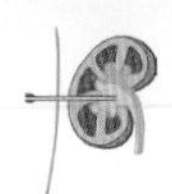

子宫内膜异位症相关输尿管狭窄的治疗——再植手术

什么是子宫内膜异位症相关输尿管狭窄?

子宫内膜异位症是指子宫内膜的腺体和间质在宫腔外的部位定植或生长，病变通常位于盆腔，但也可累及其他部位，包括肠道、输尿管等。输尿管子宫内膜异位症特指异位的子宫内膜累及输尿管，并在管壁内侧或外侧进一步定植、生长，从而造成输尿管管腔狭窄或梗阻。子宫内膜异位症相关输尿管狭窄是一种少见的良性疾病，可引起上尿路梗阻，由于缺乏特异性临床表现，诊断及治疗不及时可致输尿管扩张和肾积水，引起肾功能受损。

陈女士的经历

陈女士（化名）本是一名开朗且健康的母亲，过着幸福的一家三口生活。可是，在她 41 岁那年，却突然出现了左侧腰部的隐隐作痛。一开始她并没放在心上，因为自己之前一直有着腰椎间盘突出的病史，以为这次也和之前一样，休息几天就好了。可没承想，几天过后症状不仅没有缓解，反而加重了。陈女士心里隐约觉得这次的病和之前有所不同，于是去当地医院就诊，做了 B 超检查，结果提示左肾积水。得知检查结果后，一家人都既担心又困惑，这是他们第一次听说“肾积水”。经过反复考虑，他们决定到北京大学第一医院泌尿外科，就诊于李学松主任门诊。

李学松主任在充分了解陈女士的病史后，结合当地的 B 超检查结果，进一步完善 CTU，并进行妇科会诊后，李主任考虑陈女士的症状符合非典型子宫内膜异位征象。

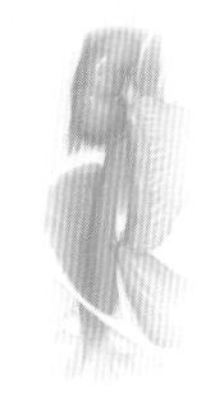

陈女士的治疗

在术前，李学松主任团队进行了充分的术前讨论。在考虑到陈女士的病情特点以及年龄等客观因素后，李主任精心为陈女士制订了个体化的微创治疗方案：机器人辅助腹腔镜下左侧输尿管膀胱再植术 + 子宫内膜异位病灶切除术。

在手术过程中，李主任先用常规输尿管镜对左侧输尿管进行探查，输尿管黏膜下可见蓝紫色结节。之后，李主任在助手的配合下置入机器人机械臂，进入盆腔后，通过充分游离，暴露输尿管及其病变处，李主任与妇产科医师一起把盆腔的子宫内膜异位病灶切除干净。同时将输尿管的近端切口裁剪成斜面，在膀胱前外侧壁稍上方另做一对称、稍大的斜形切口，并通过“再植”的方法（通过吻合等外科技术，将离断组织植回原来的解剖位置，从而恢复组织或器官原有的形态及功能），将输尿管近端与膀胱黏膜切口以无张力的方式精细缝合在一起。这一精妙的手术技术类似于植树的过程，顾名思义“再植手术”。手术完毕，得益于李主任的精湛技术，这一高难度的手术不仅顺利完成，同时最大程度地减少了出血量和手术时长。

在术后，李学松主任团队和护理团队为陈女士制订了详尽的恢复方案。在多方努力下，陈女士得以迅速康复。复查腹部 X 片提示左侧输尿管及双 J 管位置良好，陈女士在不到一周的时间内顺利出院。

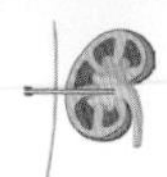

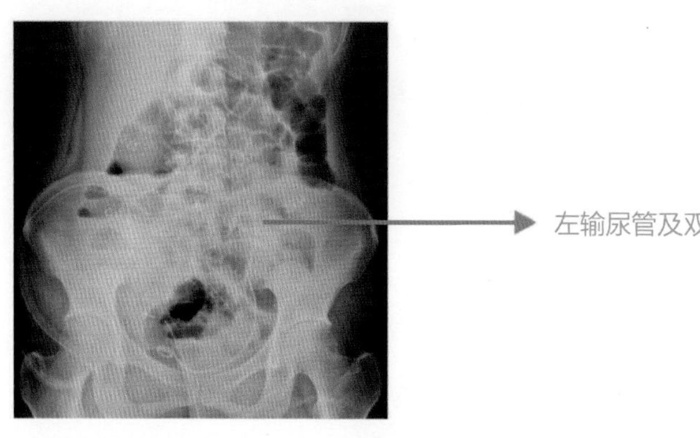

图 5-20 术后 KUB 示左侧输尿管及留置双 J 管

出院后，陈女士在术后 1 周便拿到了病理结果，而结果也和李主任术前及术中的判断完全一致，输尿管肿物符合子宫内膜异位症的表现。在术后 2 个月，陈女士按要求于李主任门诊拔除了体内双 J 管，并进行了术后复查。复查提示陈女士左侧输尿管中上段管腔恢复了通畅，B 超提示左肾积水较前明显减轻，陈女士也觉得腰部隐痛明显缓解了。目前，她坚持定期到李主任门诊和妇科门诊复查，逐渐恢复了健康。

膀胱输尿管反流的治疗——输尿管膀胱再植手术

小岚的苦恼

小岚（化名），女，30 岁。5 年前，小岚就出现右侧腰腹部的胀痛，前往当地医院就诊，诊断为右侧输尿管末端狭窄。这种病会导致正常的排尿过程受阻，右侧的尿液无法顺利从肾脏流到膀胱，长此以往会导致肾积水并影响肾脏的功能。由于腰痛等症状反复发作，小岚希望手术治疗，于是在当地医院行腹腔镜下右输尿管膀胱再植术，即用微创的方法切除狭窄部分，重新建立输尿管和膀胱的连接口，以便尿液能够顺利从肾脏流到膀胱。手术后医师常规在输尿管内留置一根输尿管支架管，并在术后 2 个月的时候帮助小岚拔除体内的输尿管支架管。

但当小岚拔除管子后，却开始间断出现发热症状，并再次出现腰痛，发作时伴有排尿不畅。医师进行了一系列检查后，发现右侧输尿管仍有积水，于是再次在小岚体内留置了输尿管支架管，让肾脏和输尿管里的积水通过管道排到膀胱，排出代谢废物进而保护肾功能，并进行了抗炎治疗。一段时间后，小岚的症状得到了缓解。

后来，医师再次拔除输尿管支架管，但一段时间后小岚又开始出现反复的发热、腰痛、排尿不畅。这次，医师建议小岚去上级医院进一步诊治，小岚也迫切希望解决长期困扰自己的苦恼。

小岚的诊治

小岚来到北京大学第一医院泌尿外科李学松主任的门诊，李主任为其安排了血常规、生化（含肝功能、肾功能）、尿常规、泌尿系彩超、残余尿彩超以及 CTU 等检查，发现右侧输尿管全程及右

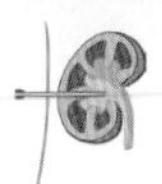

侧肾盂肾盏扩张积水，这说明肾脏无法正常地将尿液通过输尿管排到膀胱，这常常是因为结石、输尿管的梗阻，导致尿液无法顺利流出而产生，但是CTU却发现小岚右侧输尿管和膀胱吻合口处并没有狭窄。为了找到肾积水的病因，李主任进一步为其做了右侧输尿管逆行造影、膀胱反流造影检查，正常情况下肾通过输尿管将尿液排到膀胱，输尿管和膀胱连接处会有一定的抗反流作用，防止膀胱里的尿液反流到输尿管。而小岚做完检查后，却发现造影剂可以从膀胱反流，甚至反流到肾脏。最终，小岚诊断为右侧的膀胱输尿管反流。

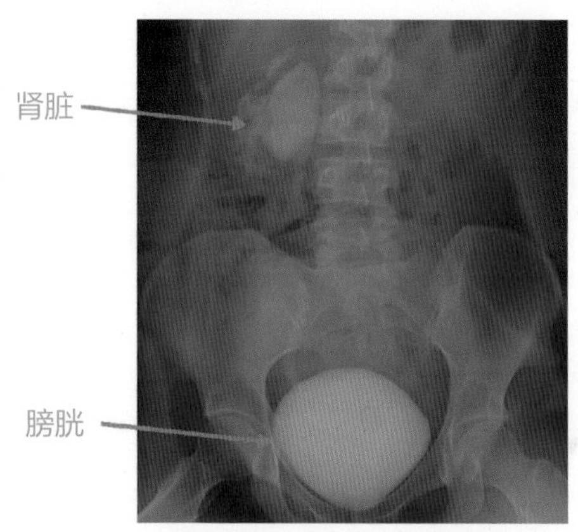

图 5-21 膀胱反流造影提示右侧膀胱输尿管反流，可反流至肾脏

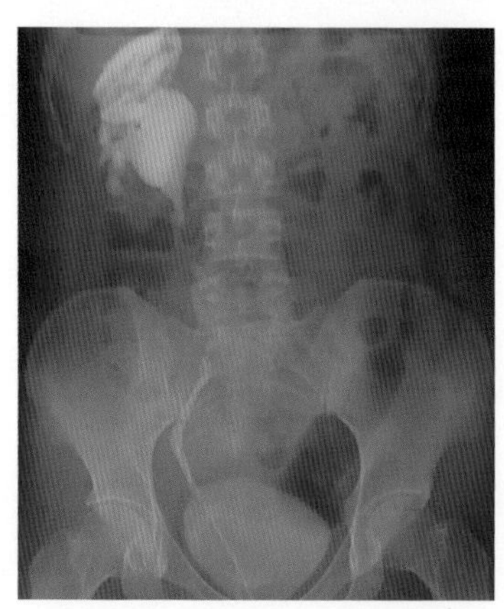

图 5-22 右侧输尿管逆行造影，提示右侧输尿管通畅

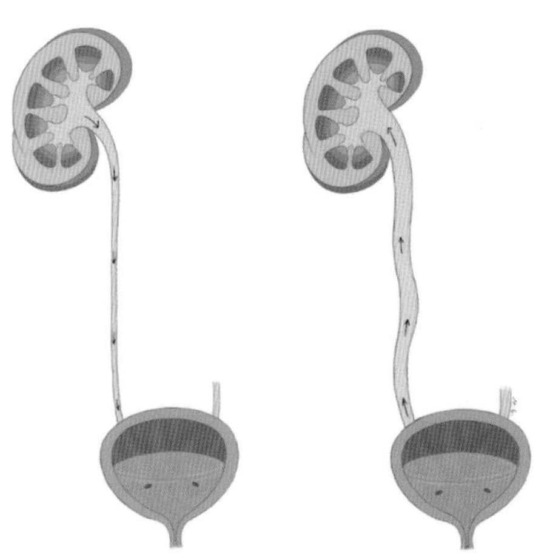

图 5-23　膀胱输尿管反流示意图

正常排尿，尿液从肾脏经输尿管后进入膀胱，输尿管口“单向活瓣”使得尿液不会反流（左）；输尿管膀胱反流患者，输尿管口活瓣功能异常，尿液会反流进入输尿管及肾脏（右）。

输尿管膀胱再植手术治疗

正常人尿液由肾脏产生，通过输尿管、输尿管口后进入膀胱，输尿管口处有天然的抗反流作用，能够防止尿液从膀胱反流至输尿管，而膀胱输尿管反流患者此处抗反流功能异常，当尿液在膀胱充盈时便会有尿液反流至输尿管、肾脏，进一步会影响肾脏的功能。

治疗输尿管膀胱反流的术式主要有输尿管膀胱隧道法、乳头法再植术。隧道法是首先将输尿管游离，之后打开膀胱肌层，并向两侧分离出一条隧道凹槽，将输尿管包埋到膀胱肌层的这条隧道内。这样当膀胱内尿液增多时，充盈的尿液便会挤压输尿管，起到抗反流的作用。乳头法是将输尿管末端向上翻转并缝合形成乳头，将乳头经膀胱切口完全置入膀胱内。这样当膀胱内尿液增加，膀胱内压力也升高，输尿管末端乳头便会因为压力作用自行闭合，实现抗反流作用。医师会根据手术当中膀胱及输尿管的实际条件，选用不同的抗反流手术方式。

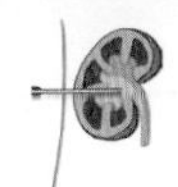

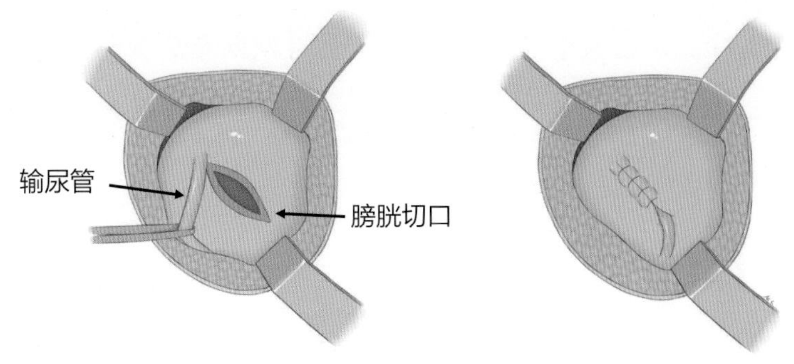

图 5-24 输尿管膀胱再植隧道法

左图为将膀胱切开分离出一条隧道；右图为输尿管包埋至肌层的隧道中。

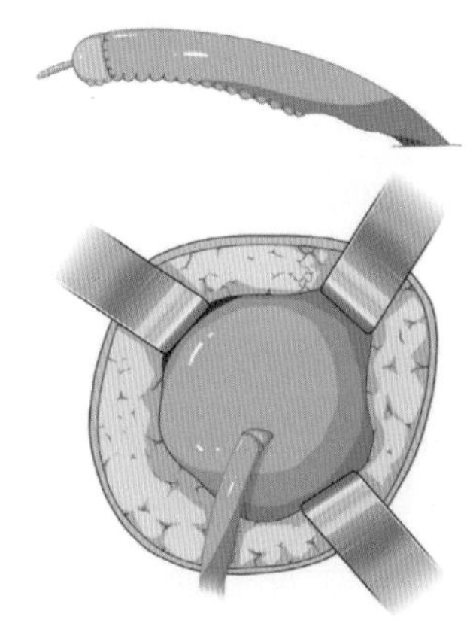

图 5-25 输尿管膀胱再植乳头法

上图为将输尿管离断后外翻，形成了乳头状结构；

下图为将输尿管乳头与膀胱缝合。

根据小岚的具体病情，李主任为小岚安排了机器人辅助腹腔镜输尿管膀胱再植术，使用隧道再植法进行手术，手术过程顺利，术后小岚也恢复良好。术后 2 个月，医师为小岚拔除了支架管，这次，小岚没有再出现发热、腰痛等不适。后续的检查结果提示肾功能也恢复到正常，小岚又重新恢复了正常人的生活，定期在李学松主任团队门诊复查，至今恢复良好。

钬激光碎石术后输尿管狭窄——利用膀胱瓣自体材料修复

小桂的烦恼

患者小桂（化名），男，35岁，3年前因为右侧腰部疼痛在当地医院就医，检查发现，左侧肾脏先天性萎缩，肾功能受损，右侧肾脏积水，右侧输尿管结石，医师为他安排了输尿管镜钬激光碎石术（一种微创手术技术：不用开刀，从尿道处插入镜子，将体内输尿管结石击碎），手术进行得很顺利，手术后小桂也恢复得很好，做这种手术时医师会在输尿管内留置输尿管支架管，术后2个月的时候，医师按照惯例帮助小桂将体内的输尿管支架管取了出来。

可是没过多久，小桂再一次出现腰痛，同时出现了发烧，并感觉到恶心、呕吐等一些强烈不舒服的症状，小桂再次就诊于当地医院，医师为小桂进行了一系列的检查、化验，结果显示，小桂输尿管里的结石没有了，但是小桂肾脏积水却比手术之前加重了，而且肾脏功能受损害的情况比之前加重了许多，已经快到了需要透析的程度。为了最大程度地保护小桂的肾功能，医师再次为小桂做了插管手术（输尿管支架管），这样小桂肾脏的积水就可以通过这根管子排到膀胱里，从而使肾脏产生的毒素得到最大程度地排出。

但是体内带管终究不是根本解决办法，而且带管也给小桂的生活带来的极大的不便：①为了减少感染或长结石，体内的支架管需要定期更换（3～6个月）；②长期带管，使小桂无法像正常人一样地做跑、跳等普通活动，甚至有时走路多了都会出血；③固然长期带管会使肾脏积水减轻，但是有时膀胱内的尿液也会反流至肾脏

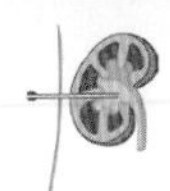

内，对肾脏功能产生影响。种种不适及可能会出现的问题就像定时炸弹一样时常困扰着小桂，对小桂的生活从生理到心理产生了极大的影响，同时对小桂一家人的经济造成了很大的压力。

小桂的治疗

为了摆脱这根管子的困扰，小桂从南到北走访了全国许多家大医院，可是没有哪个医师有十足的把握能够为他治疗。就这样，在不断换管的日子里，小桂辗转寻医了 3 年，最后他把全部希望寄托于北京。

在众多病友的推荐下，他来到了北京大学第一医院，他找到了李学松主任上尿路修复团队，在这里，李学松主任为他制订了个体化详细的治疗方案，使他对脱管重燃希望。

按照医师的方案：

1. 做肾造瘘术（在腰背部插管引流尿液的方法），拔掉身体内的支架管；

2. 做详细的全面检查，其中包括血、尿、B 超、CTU 等；

3. 做肾造瘘管造影（从肾造瘘管打造影剂拍片），确认病变位置；

4. 根据 CTU 影像结果，做术前三维重建分析，确认病变位置及与周围组织的解剖位置关系，进行术前预案。

按照团队医师的要求做了肾造瘘术后，小桂的肾功能一点一点地好转了。等到各种准备工作就绪后，小桂怀着一颗忐忑的心，再次接受了手术，这一次李学松主任团队为他进行了腹腔镜

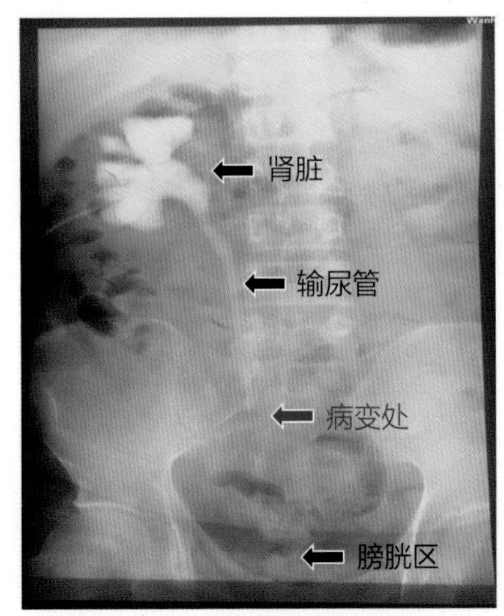

图 5-26　肾造瘘管造影

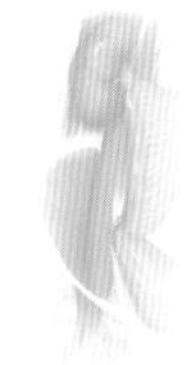

输尿管膀胱瓣成形术。

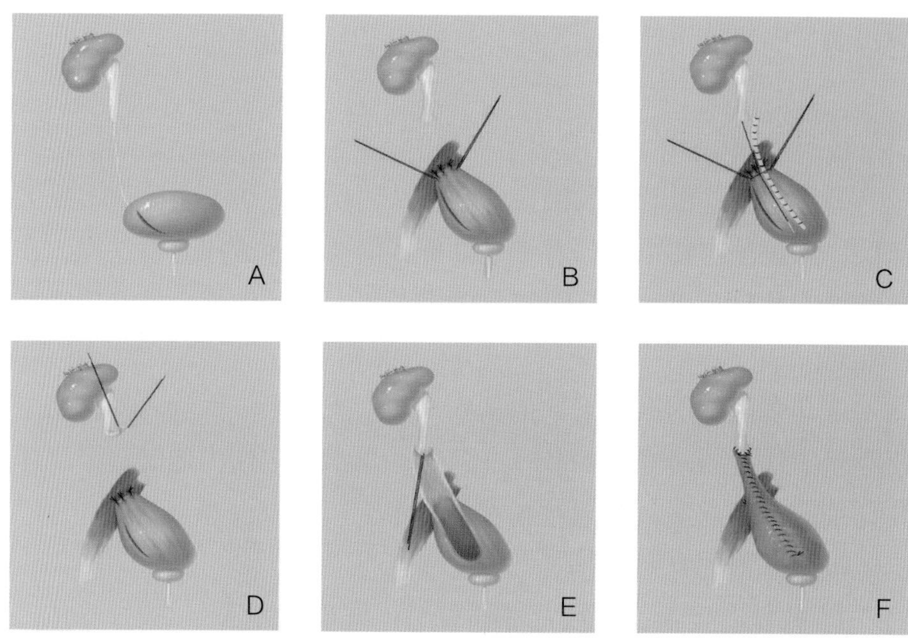

图 5-27　输尿管膀胱瓣成形术手术示意图（A 至 E 为手术的不同步骤）

引自：Ding G P, Cheng S D, Li X F, et al. Experience managing distal ureteral strictures with Boari flap-psoas hitch and comparison of open and laparoscopic procedures. Transl Androl Urol, 2021, 10(1):56-65. 为北京大学第一医院泌尿外科发表的科学文献。

手术历时 3 个小时，手术过程顺利，术后患者小桂恢复得很好，第 2 天就可以下地、进食了，手术后第 5 天，拔了小桂身体上的引流管，顺利出院了，手术后两周，小桂按照医师出院时的要求，在当地医院拔出了尿管。

手术后 3 个月，小桂再次回到北京，医师为他拔除了体内支架管。这一次，医师没有为他放置一根新管，并为他安排了相关的上尿路影像尿动力检查，检查显示，小桂的输尿管非常通畅，尿液再也不需要管子的引流就可以自己排入到膀胱了。

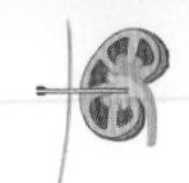

拔管后 3 个月，小桂做了相关检查，仍提示输尿管通畅情况良好，肾功能也恢复到正常水平。此后，小桂重新恢复正常人的生活，定期在李学松主任团队门诊复查，至今恢复良好。

输尿管切开取石术后肾积水——舌黏膜巧妙修复受损输尿管

小王的曲折就医路

小王（化名）25 岁，自由职业者，因突发左侧腰痛 2 天，在当地医院诊断为左侧输尿管上段结石，因结石较大，不能自行排出，遂于当地医院行腹腔镜输尿管切开取石术，结石取出后输尿管内放置了双猪尾管（又名双 J 管），术后 1 个月按要求于当地医院拔除了双 J 管。本以为即将结束此次结石的治疗过程，但回家后 1 周，小王反复左侧腰胀并腰部隐痛，不适感已经影响到他的正常生活和工作，小王不放心，遂再次到医院进行 B 超检查，B 超医师告诉他：他的左肾积水很重。小王赶紧找到自己的医师，医师建议放置双 J 管或者直接行肾造瘘术，首先把肾功能保护起来，最终小王被顺利放置了双 J 管，他的腰痛和腰胀的感觉比之前缓解了许多。医师提供了两个选择：进行输尿管狭窄的球囊扩张或者直接开刀手术切除狭窄部位再进行输尿管的吻合。考虑到球囊扩张创伤更小，小王选择首先尝试球囊扩张手术，不久之后在当地医院做了输尿管狭窄的球囊扩张手术。

苦苦等待 2 个月后，终于又可以拔除双 J 管，但是复查仍旧有肾积水，考虑到保护肾功能，不得已在当地再次放置了双 J 管。小王压力越来越大。经过两次手术，结石解决了，却出现了狭窄，年纪轻轻，想到未来怎么办，小王迷茫了，不知道后续怎么办。最终，在多方打听了解后，小王来到北京大学第一医院，找到了李学松主任，李学松主任安排他做了 CTU 和输尿管逆行造影检查，检查结果提示上段输尿管有 3cm 左右的狭窄。

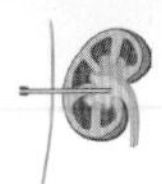

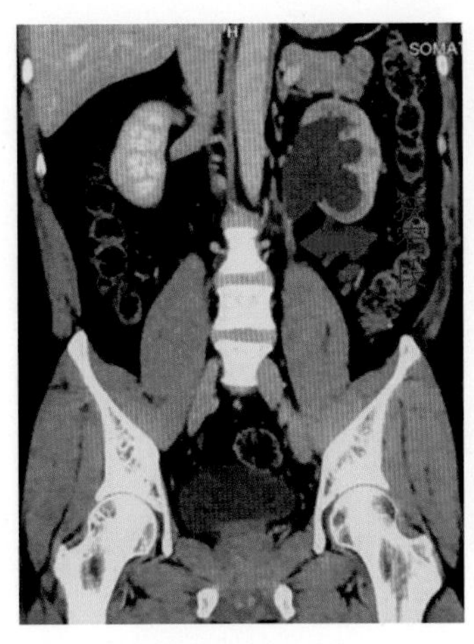

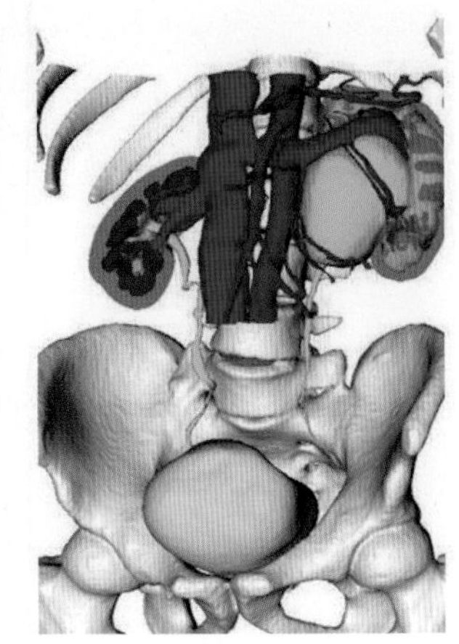

图 5-28 左侧输尿管上段狭窄增强 CT（左）及三维重建（右）示意图

李主任在全面了解小王的病情及影像资料后，考虑小王的狭窄端位于左侧上段，狭窄较长，考虑舌黏膜补片式修复手术最合适。

最终，小王在李主任的精心安排下，接受了机器人辅助下的腹腔镜舌黏膜输尿管狭窄修复手术。术后 2 个月按要求拔除了体内双 J 管，并复查了输尿管镜，提示输尿管管腔通畅，舌黏膜修复部位愈合良好，B 超提示积水较前明显减轻，而且小王的腰痛腰胀感觉也明显缓解了，他现在坚持定期于李主任门诊复查，小王终于又回归到正常的生活和工作中了。

舌黏膜修复手术

舌黏膜修补手术，顾名思义，需要根据患者输尿管缺损情况，取一块长度适合的患者自体舌黏膜，修补输尿管狭窄的部位。

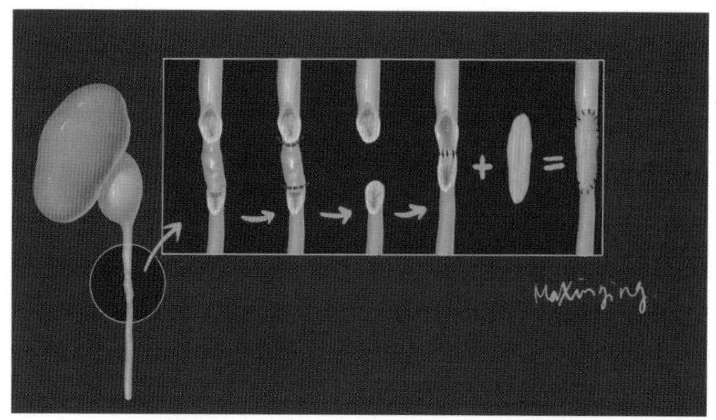

图 5-29　舌黏膜输尿管修复手术示意图

正常成人的舌头长度在 10cm 左右，所使用的舌黏膜区域位于舌系带两边。手术中根据输尿管修补需要，取用一定宽度和长度的舌黏膜，必须做到取材充足但又不浪费。

小王的狭窄长度在切除瘢痕、缝合缩短距离后还缺损约 3cm，最终取用舌黏膜长度在 3.5cm 左右。取出的舌黏膜是什么样的呢，像一小条滑滑的鱼片。舌黏膜取出后通常需要缝合舌头的创面，手术后医师会嘱咐患者漱口水漱口，术后 1 周内需采用吸管吸食流食（比如常温的水、米汤、果汁等流食），尽量避免过烫食物，缝合的线头会自行化解和脱落，少部分患者会有一些感觉异样，一般不影响正常的说话、味觉和咀嚼等功能。

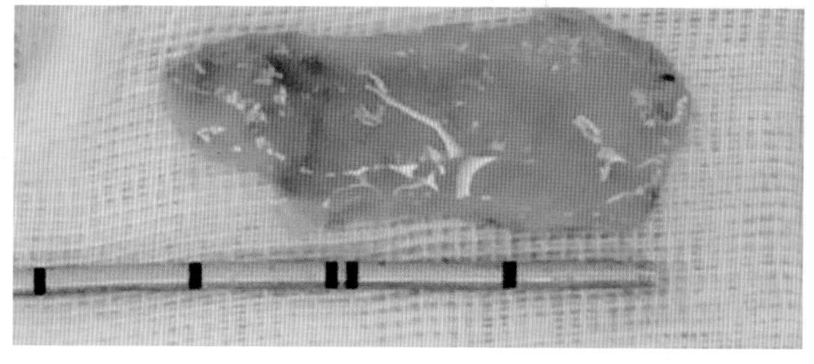

图 5-30　获取用于输尿管修补的舌黏膜

大约长 3.5cm、宽 2cm。

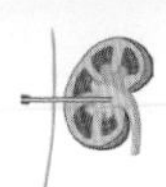

长段输尿管狭窄——膀胱瓣腰大肌悬吊联合回肠代输尿管重建

老高的故事

44 岁的老高是一名中学教师，几个月前的一天，老高突然感觉右侧腰部剧烈疼痛，疼得他在床上直打滚，怎么也没办法缓解。当地医院的医师告诉他，他是得了右侧输尿管结石。为了治疗输尿管结石，老高辗转多家医院，数次试图行输尿管镜取石，但由于老高的结石较大，无法通过输尿管取出。治疗期间老高偶尔觉得自己右侧腰部隐隐有些胀痛，但并没有在意。

后来老高来到了北京大学第一医院寻求帮助。由于老高的结石较大，之前两次输尿管镜都没能取出石头，这里的医师为他做了经皮肾穿刺，成功将右肾的结石取了出来。可令老高没想到的是，肾造瘘管造影发现他右侧的输尿管严重狭窄，狭窄段长度约 25cm。这对老高来说无疑是一个晴天霹雳，刚刚解决了结石的问题，却又发现了输尿管狭窄、肾积水。北京大学第一医院的医师给老高推荐了李学松主任，李主任又让老高检查了血常规、生化等一系列化验检查。综合考虑这些检查结果及肾造瘘管造影的结果，李主任建议老高做膀胱瓣腰大肌悬吊联合回肠代输尿管手术。

病情要点：

1. 反复的输尿管镜操作是引起输尿管损伤、狭窄的一种重要原因。
2. 狭窄段长度是决定输尿管狭窄治疗方式的重要因素。
3. 对于狭窄段长度超过 20cm，且血肌酐处于临界值（132.6 ~ 176.8μmol/L）的患者，可考虑行膀胱瓣腰大肌悬吊联合回肠代输尿管手术。

经过一段时间的等待住院，李主任为老高实施了开放膀胱瓣腰大肌悬吊联合回肠代输尿管手术，手术过程约 5 小时。术后 5 天随着引流量减少，医师为老高拔除了腹部的引流管；术后 2 个月老高回到门诊复查拔除了体内留置的双 J 管，拔除后李主任让老高又做了一次肾造瘘管造影，造影结果提示新的“输尿管”管腔通畅，吻合口部位愈合良好，于是拔除了老高的肾造瘘管，李主任告诉老高，以后还要每半年到门诊复查一次。老高感觉自己腰部胀痛的感觉明显缓解，心情也不再焦虑，又回到了自己热爱的讲台。

回肠代输尿管手术术后可能的并发症包括：代谢性酸中毒、反复尿路感染、肠道吻合口漏或狭窄等，术后需密切随访，及时发现并进行相应处理。

回肠代输尿管手术

回肠代输尿管手术是治疗长段输尿管狭窄的一种重要方法。此手术根据患者输尿管损伤情况，将患者自己的末段回肠分离，用以替代原先狭窄的输尿管。由于正常人肠道的长度是输尿管 10 倍以上，因此回肠代输尿管手术理论上可以用于治疗任何长度的输尿管损伤或狭窄。

膀胱瓣腰大肌悬吊是在患侧膀胱裁剪出一条舌状瓣，通过缝合将膀胱瓣塑形成管状，再将近段输尿管重新植入膀胱内。该手术方式通过将膀胱裁剪、重塑，能够有效修补较大范围的中、下段输尿管狭窄。

肠道原本的功能是分泌消化液、吸收营养物质，肠黏膜能够影响尿液中酸碱及电解质平衡，因此回肠代输尿管术后的患者可能会出现肾功能下降、酸中毒等代谢紊乱相关并发症。对老高这样肾功能处于临界值（血肌酐 132.6 ~ 176.8μmol/L）的患者，过去是存在

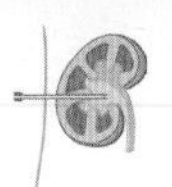

相对手术禁忌的。通过将回肠代输尿管手术与膀胱瓣腰大肌悬吊手术联合，可以有效缩短移植肠管长度，降低术后相关并发症出现的风险。这一创新术式是李学松主任国际首创，为肾功能处于临界范围的患者带来了新的希望。

由于膀胱瓣腰大肌悬吊联合回肠代输尿管手术较为复杂，过去一般采用开腹途径进行手术。手术切口位于腹部正中线，长度约15～25cm。手术过程中会在两处吻合口周围留置引流管，便于术后监测局部恢复情况，一般在术后5天左右引流量减少后拔除。近期，李学松主任团队已采用达芬奇手术机器人开展此类高难度手术，大大减少了患者手术中受到的创伤，推进了该技术的微创化，手术例数位及经验居世界前列。

北京大学第一医院泌尿外科李学松主任和周利群主任团队在上尿路重建领域不断推陈出新，于2017年7月在世界著名泌尿外科杂志*Urology*以封面文章的形式发表了关于膀胱瓣腰大肌悬吊联合回肠代输尿管手术的技术革新成果。*Urology*在泌尿外科学界被称为金牌杂志，该文章的发表意味着北京大学第一医院上尿路修复团队的创新技术得到世界同行的认可。

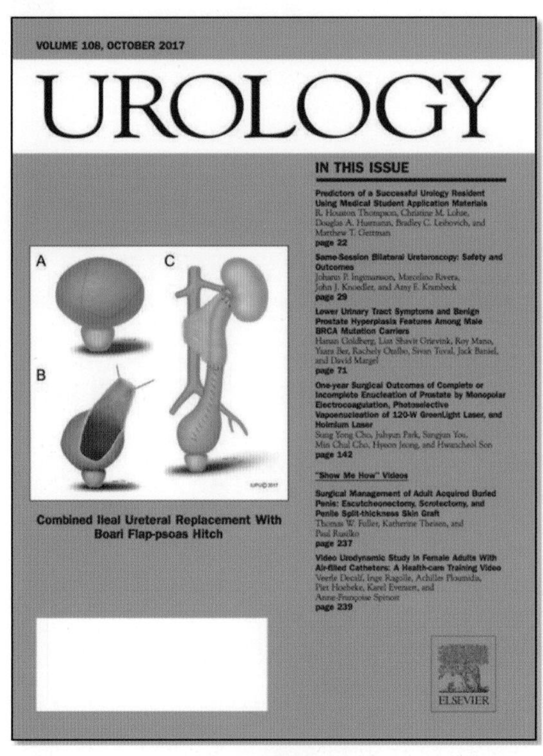

VOLUME 108, OCTOBER 2017

UROLOGY

IN THIS ISSUE

Predictors of a Successful Urology Resident Using Medical Student Application Materials
R. Houston Thompson, Christine M. Lohse, Douglas A. Husmann, Bradley C. Leibovich, and Matthew T. Gettman
page 22

Same-Session Bilateral Ureteroscopy: Safety and Outcomes
Johann P. Ingimarsson, Marcelino Rivera, John J. Knoedler, and Amy E. Krambeck
page 29

Lower Urinary Tract Symptoms and Benign Prostate Hyperplasia Features Among Male BRCA Mutation Carriers
Hanan Goldberg, Liat Shavit Grievink, Roy Mano, Yaara Ber, Rachely Oadbo, Sivan Tuval, Jack Baniel, and David Margel
page 71

One-year Surgical Outcomes of Complete or Incomplete Enucleation of Prostate by Monopolar Electrocoagulation, Photoselective Vapoenucleation of 120-W GreenLight Laser, and Holmium Laser
Sung Yong Cho, Juhyun Park, Sungjun You, Min Chul Cho, Hyeon Jeong, and Hwancheol Son
page 142

"Show Me How" Videos

Surgical Management of Adult Acquired Buried Penis: Escutcheonectomy, Scrotectomy, and Penile Split-thickness Skin Graft
Thomas W. Fuller, Katherine Theisen, and Paul Rusilko
page 237

Video Urodynamic Study in Female Adults With Air-filled Catheters: A Health-care Training Video
Veerle Decalf, Inge Ragolle, Achilles Ploumidis, Piet Hoebeke, Karel Everaert, and Anne-Françoise Spinoit
page 239

Combined Ileal Ureteral Replacement With Boari Flap-psoas Hitch

ELSEVIER

图5-31 *Urology*以封面文章的形式刊登团队技术革新成果

盆腔脂肪增多症的外科治疗

什么是盆腔脂肪增多症?

盆腔脂肪增多症是泌尿外科一类少见的良性疾病，其特征是盆腔中过度生长的脂肪压迫膀胱、输尿管、直肠、血管，进而产生腺性膀胱炎、排尿困难、上尿路积水、肾衰竭、便秘等一系列的并发症，严重影响着患者的排尿情况及生活质量。

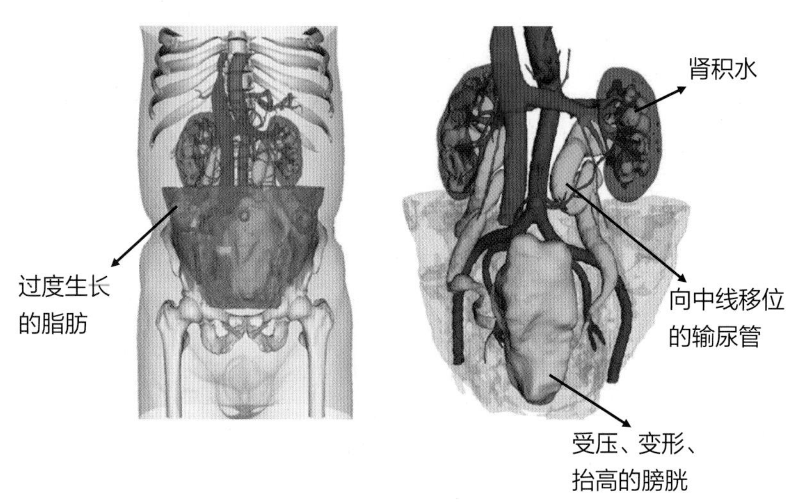

图 5-32　盆腔脂肪增多症的术前三维重建

小郭坎坷的求医经历

小郭（化名），35 岁，男性，8 年前无明显诱因出现憋尿后排尿困难、活动后小腹不适等症状，在当地医院进行了超声检查，发现膀胱有肿物。此时小郭感到一丝焦虑，医师建议进行经尿道膀胱肿物电切术以切除膀胱肿物，小郭听从医师的建议并进行手术治疗，术后病理结果显示腺性膀胱炎。在排除了膀胱癌的可能性后，小郭心里松了一口气，但小郭术后时常感到尿频、尿急、尿痛等不适症状，复查时发现腺性膀胱炎仍存在。为此小郭先后多次行经尿道膀

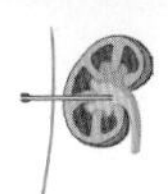

胱肿物电切术，感到身心俱疲，甚至一度失去了继续治疗的信心和勇气。

6 年前，小郭来到北京大学第一医院泌尿外科，在完成一系列检查后，得知自己被诊断为“盆腔脂肪增多症”这一疾病，同时伴有腺性膀胱炎、双侧输尿管梗阻、双肾积水等一系列并发症。为了缓解肾积水以及肾功能进一步恶化，小郭接受了双侧输尿管支架置入术，之后定期更换输尿管支架管。

1. 盆腔脂肪增多症有哪些症状?

盆腔脂肪增多症患者症状多样，不同患者症状不完全一致，可归纳为：①储尿期症状：尿频、尿急、夜尿增多；②排尿期症状：尿流变细、排尿中断、排尿等待、排尿不畅、排尿困难、尿痛；③排尿后症状：排尿不尽、尿滴沥；④血尿、尿失禁；⑤腰痛、腹痛、背痛；⑥消化道症状：便秘、腹胀等。

2. 盆腔脂肪增多症需要做什么化验检查?

血常规、尿常规、生化（含肝功能、肾功能）、性激素、泌尿系超声、CT、MRI、肾动态显像、尿流率、尿动力等。

3. 治疗方式有哪些?

需根据患者的具体情况选择不同的治疗方式，主要有主动监测、药物治疗和手术治疗，具体术式包括经尿道电切术、输尿管支架置入术、经皮肾造瘘术、尿流改道术等。

起初小郭换管特别顺利。直到 4 年前，小郭像往常一样定期更换输尿管支架，但由于滤泡样增生的膀胱黏膜堵住了小郭的双侧输尿管出口，常规的经尿道输尿管支架置入术已经无法进行。于是医师给小郭选择经皮肾造瘘术的途径完成了输尿管支架管的置入，也就是从腰上穿刺进入肾脏，在肾镜指引下，将输尿管支架置入肾脏及输尿管。但是，好景不长，3年前小郭又出现支架管更换困难的情况，并且肾积水加重，肾功能出现异常。此时的小郭因为病情的反复发作，已经精神疲惫。

直到2年前，小郭的肾功能进一步恶化，肌酐值一度达到210.0μmol/l，并伴有严重的排尿困难症状。他在众多病友的推荐下找到了李学松主任。李主任仔细询问患者的病史和检查资料后，给小郭诊断为“盆腔脂肪增多症、腺性膀胱炎、双侧输尿管梗阻、双肾积水”。此外，李主任还发现小郭处于盆腔脂肪增多症中比较严重的阶段，膀胱形态发生了严重改变，肾功能也进一步恶化，膀胱内压远高于肾盂压力，此时输尿管支架引流意义已经不大。在与小郭充分沟通之后，李主任为小郭实施了高位尿流改道手术，术后小郭的肾积水得到明显的改善，肾功能也得到了一定的恢复。

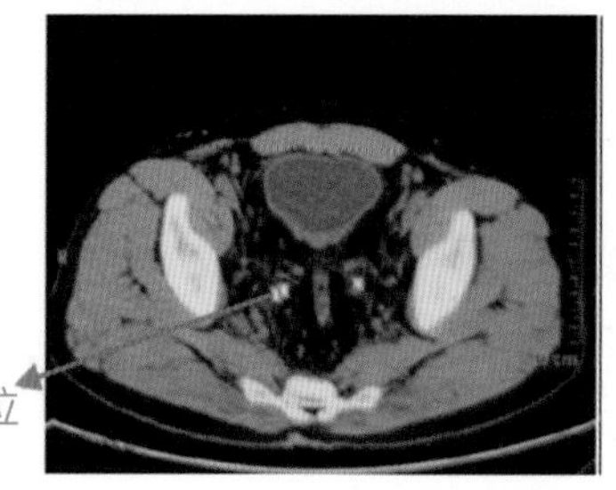

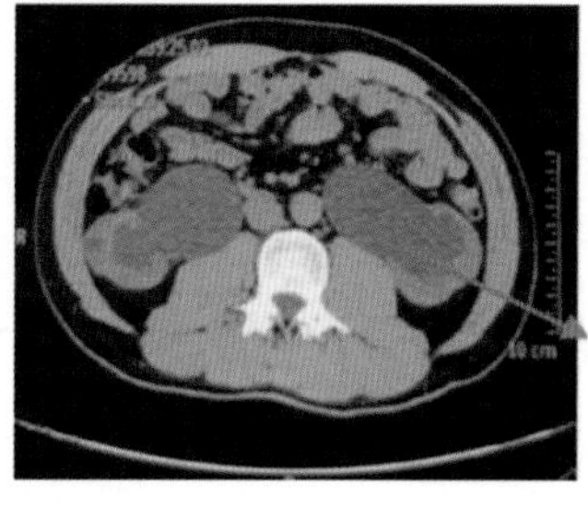

图 5-33　盆腔脂肪增多症 CT 图像

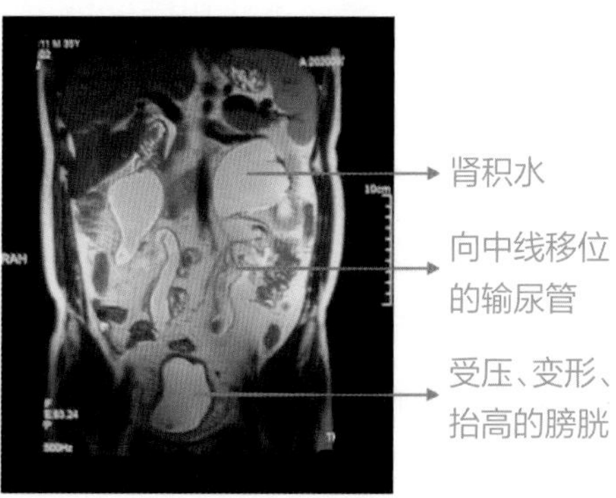

图 5-34　盆腔脂肪增多症 MRU 图像

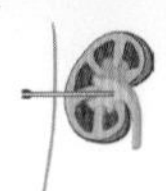

术后 1 年半，小郭的肌酐也从最开始 212.0μmol/l 下降到了 124.1μmol/l，双侧肾积水情况较之前明显好转，小郭的生活质量也比之前有了明显改善。

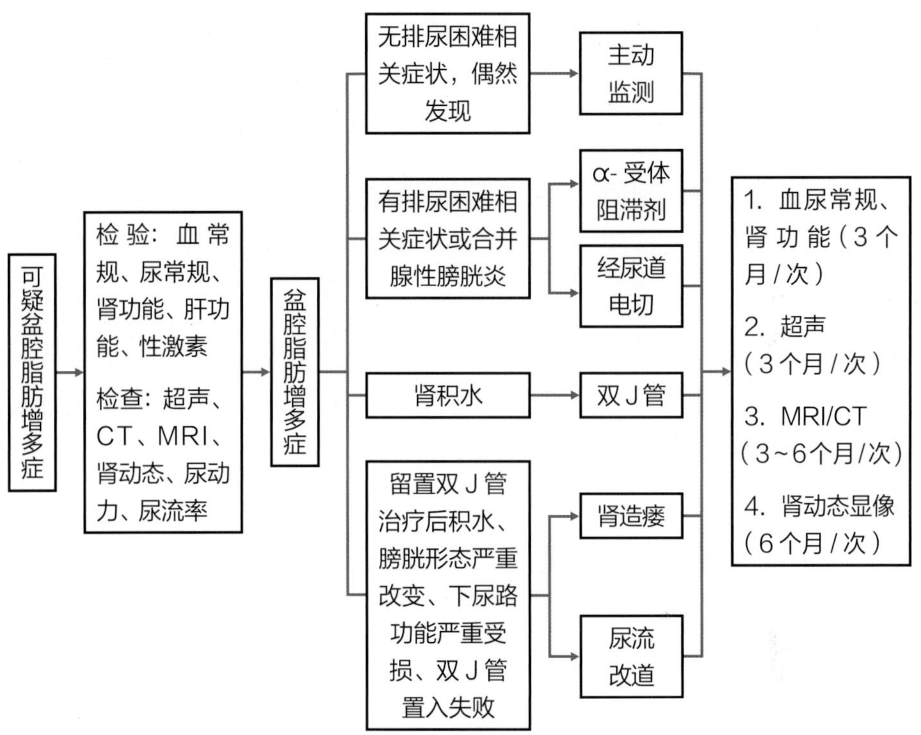

图 5-35　盆腔脂肪增多症的诊疗流程

为什么结核肾需要切除

什么是结核肾?

结核肾是由于原发感染灶的结核杆菌通过血液途径播散至肾脏而引起的，肾脏可能会缓慢遭到破坏。大多数人感染结核杆菌后没有明显症状，但这些结核杆菌会在身体内潜伏。当身体免疫力差、接受激素或免疫抑制治疗时，结核杆菌便开始播散进展，发展为活动性结核病。当结核菌定植于肾脏，并开始出现病理改变时，便成为肾结核，也叫结核肾。

结核肾可无任何症状，也可以表现出典型症状：尿频、尿急、血尿、腰痛、低热等。大部分患者发生在单侧，大约一半患者的尿常规化验可见大量红细胞，即镜下血尿。有部分患者的尿抗酸染色可显示阳性。典型的结核肾影像学表现可呈现出肾盏有虫蚀样破坏，部分能见到多发的钙化灶，肾皮质变薄。

张大叔的肾积水

张大叔（化名）在老家县城的医院做了一个体检，鉴于他总是尿频，医师为他开具了一个泌尿系超声。做完超声，拿到结果后，张大叔吓出了一身冷汗。原来超声报告提示他的左肾出现了积水。医师建议他赶紧去市里大医院进一步检查。张大叔很快找了一家大型医院的泌尿外科就诊，泌尿系超声发现左肾下盏囊性扩张，CTU提示左肾体积缩小，左肾上极和中极可见多发不规则囊状液体密度灶，伴多发的钙化，相邻肾皮质变薄，增强扫描未见明显强化，考虑陈旧性结核伴多发肾乳头坏死。后面查尿抗酸染色也是阳性。医师说张大叔患有肾结核，而且肾脏已经有萎缩的迹象。张大叔一听肾萎缩和结核就更是害怕，他把情况告诉了远在北京工作的儿子，儿子建议他来北京大学第一医院泌尿外科进一步检查一下。

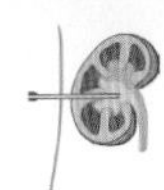

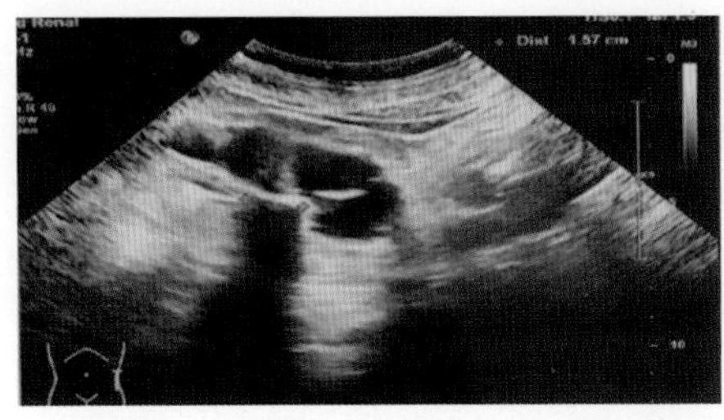
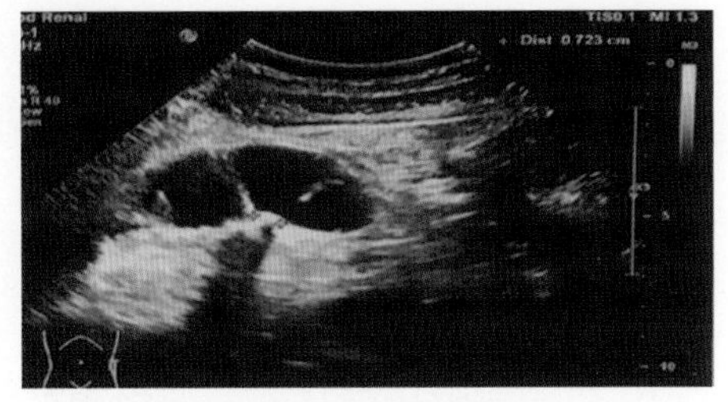

图 5-36 泌尿系超声可见左肾下盏囊性扩张

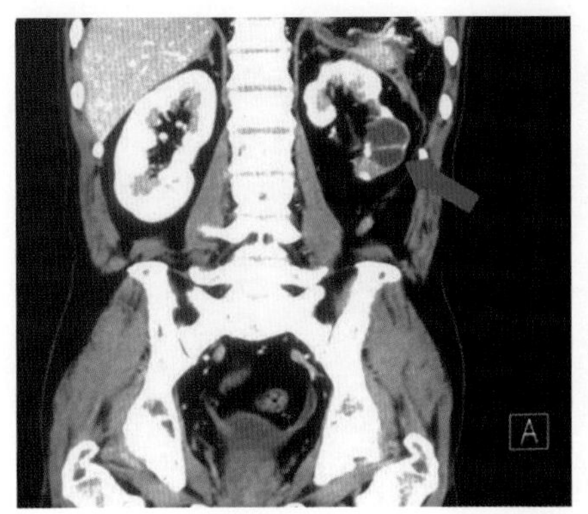

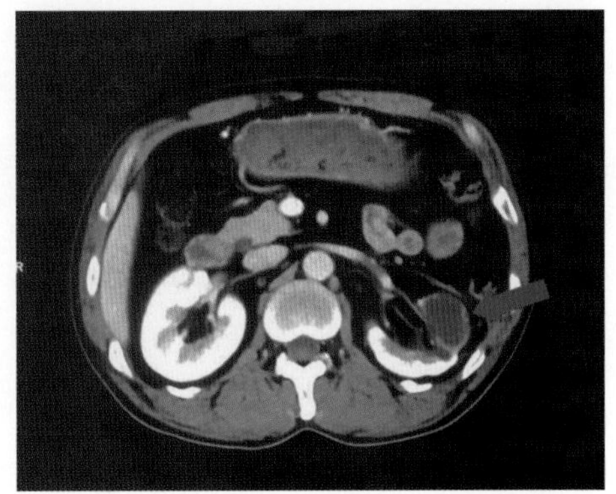

图 5-37 CTU 显示左肾结核（左肾结核见图中箭头）

张大叔的儿子带他找到了李学松主任。李学松主任详细询问了病史并仔细查看了他的就诊资料，张大叔的肾动态显像提示右侧肾脏的滤过功能正常，于是建议将他的左侧结核肾切掉。听到这里张大叔又是害怕，又是纳闷。他回想自己身体一直很健康，无意中去查了一个超声，怎么就走到了切肾的境地。

原来张大叔的爱人早年患过肺结核，照顾爱人的饮食起居便是张大叔每天的主要任务。长期的近距离接触、防护不到位，使得结核杆菌侵入到了张大叔的体内，但是由于张大叔那时比较年轻，而且也是个体育健将，身体十分健硕。随着他年龄的增加，免疫力的下降，结核杆菌乘势而上，通过血液途径来到了肾脏，慢慢地侵蚀了他的左肾。而这些过程在健壮的张大叔身上并没有任何表现。

张大叔思考良久，问李学松主任："我的左侧结核肾能不能不

切？”李学松主任讲道：“有些情况的确需要切肾来治疗结核肾，如果不舍弃结核肾，会遗留更大问题。”

考虑切除结核肾的情况有：

1. 对侧肾脏功能正常，结核肾已被结核杆菌破坏了 1/3 以上，通过口服抗结核药物是无法痊愈的。
2. 结核肾已经没有功能，伴有或不伴有钙化，肾脏开始萎缩，继发高血压等问题，以及不断的排出结核杆菌到膀胱，导致膀胱结核。
3. 结核肾出现化脓感染，或者反复继发感染。
4. 结核肾合并肿瘤。

李学松主任补充道：“有些结核肾如果保留不切除，不但后续的抗结核无法达到最佳疗效，还会向下尿路排泄结核杆菌，严重时可以导致输尿管结核、膀胱结核等，甚至出现对侧肾积水、肾结核的可能。结核肾的切除也不能马上进行，需要在规律抗结核治疗 2 周以后手术，并且术后仍需继续抗结核治疗。”张大叔听到这里，认同了李学松主任的治疗方案。

最终，李学松主任为张大叔进行了微创手术治疗，采用腹腔镜下左侧结核肾切除术。术后第二天张大叔便开始进食、下地活动，拔除了导尿管。术后第四天，张大叔提着自己的背包办理了出院手续。

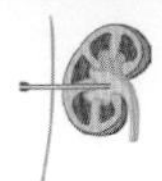

膀胱挛缩怎么办——膀胱扩大术

赵女士的经历

赵女士（化名）今年40岁。4年前，她出现了尿频、尿急、尿痛的症状，在当地医院确诊了左肾结核、左输尿管结核、膀胱结核，接受了规律的抗结核治疗。治疗期间，她因为左肾积水行肾造瘘术。1年多以前，化验结果显示她的泌尿系结核已经痊愈，她终于可以停止抗结核治疗了。赵女士满心欢喜地以为生活可以回到正轨。然而，她的尿频症状仍旧存在，每天要来来回回上20余次厕所，晚上几乎1小时就要起夜1次，有时刚从厕所出来不久就又有尿意，但每次急急忙忙到了厕所只能排尿100ml左右。频繁袭来的尿意使得赵女士无法安心工作、休息，还要忍受周围人异样的眼光。尿频的症状给赵女士的工作和生活带来了极大的困扰。

赵女士的治疗

多方打听后，赵女士来到了北京大学第一医院泌尿外科，找到了李学松主任上尿路修复团队。李学松主任为赵女士安排了血常规、血生化、尿常规、尿培养、泌尿系超声、CTU、肾利尿动态显像、尿流率和泌尿系造影等检查。泌尿系造影结果提示左输尿管上段闭锁，膀胱容量不到正常人的一半，提示膀胱挛缩。

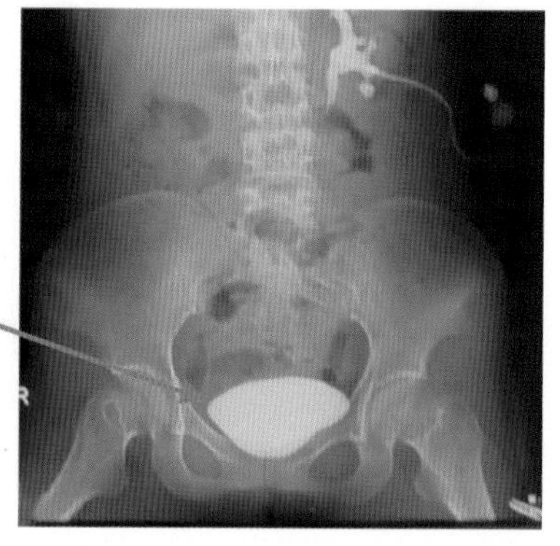

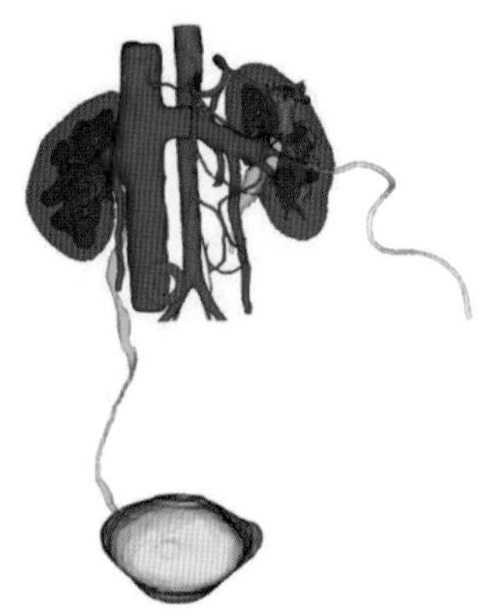

图 5-38　术前检查

泌尿系造影（左）；术前 CT 三维重建（右）。

李主任在全面了解赵女士的病情及影像资料后，认为赵女士尿频的主要原因是泌尿系结核导致的膀胱挛缩，最终为赵女士选择了机器人左侧回肠代输尿管联合膀胱扩大术。

最终，赵女士在李主任的精心安排下实施了该手术。术后，团队的李志华老师对赵女士进行了专业指导，包括活动、饮水、饮食的指导和膀胱功能训练等。赵女士很快就康复出院了。按照要求，术后 3 周进行膀胱造影，提示膀胱挛缩较前好转，同时拔除尿管，并夹闭造瘘管，再进行膀胱训练。术后 2 个月左右拔除双 J 管后进行上尿路动力学检查，提示左侧回肠代输尿管蠕动功能可。术后 3 个月复查时，超声显示膀胱充盈良好，容量 184ml，MRU 提示左侧回肠代输尿管可见蠕动，未见明显输尿管膀胱反流征象。术后半年，赵女士在当地医院再次复查超声，显示膀胱容量达到了 303ml。赵女士的尿频症状较之前得到了很大的缓解，她终于可以回归正常的工作和生活了。

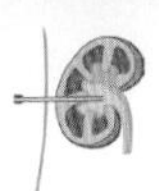

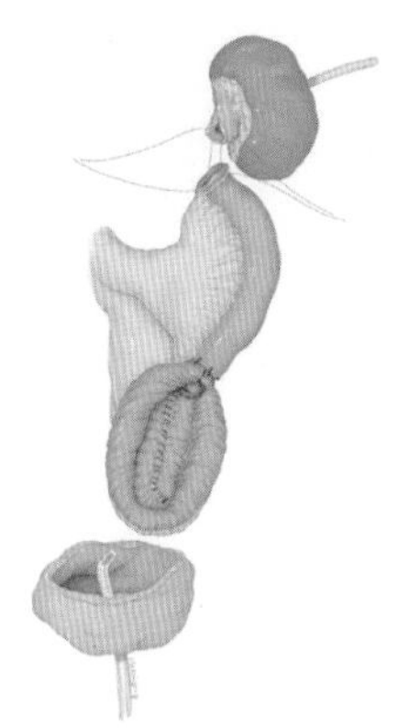

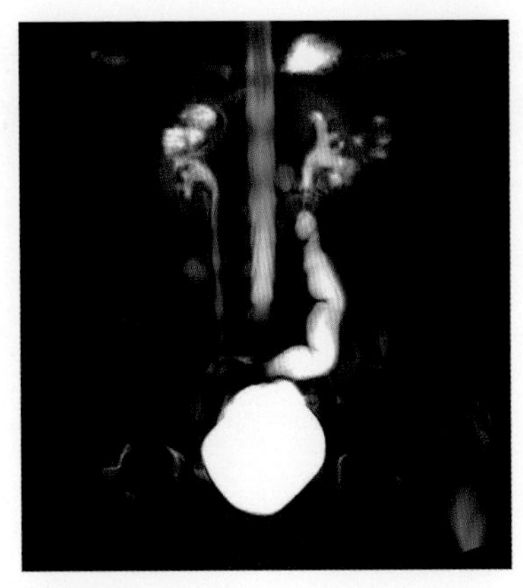

图 5-39 回肠膀胱扩大术联合回肠代输尿管手术示意图（左）和术后 MRU 图像（右）

膀胱的正常容量为 350～500ml。膀胱容量小于 50ml 时，临床上称为膀胱挛缩。膀胱挛缩可由一系列不同疾病引起，包括泌尿系统结核、放射性膀胱炎、化疗性膀胱炎、血吸虫感染、嗜酸性膀胱炎、氯胺酮性膀胱炎等。膀胱挛缩可表现为尿频、尿急、夜尿增多，严重影响患者的生活质量。

膀胱挛缩如何治疗?

膀胱扩大术是治疗膀胱挛缩最有效的措施。临床上可以用于扩大膀胱的材料包括回肠、盲肠、乙状结肠等。其中，回肠肠壁较薄，血供好，顺应性良好，故而回肠膀胱扩大术目前应用较广。回肠膀胱扩大术采用约 25cm 长的回肠，将其重建为口径与膀胱相当的“碗状”结构，再将其缝合于横向切开的膀胱顶，从而实现膀胱容积的扩大。手术可以有效改善膀胱挛缩引起的尿频、尿急等症状，提高患者的生活质量。

膀胱挛缩经常合并输尿管疾病，同时治疗手术难度较大，既往国内外多采用开放手术，但存在创伤大、术后恢复时间长、并发症

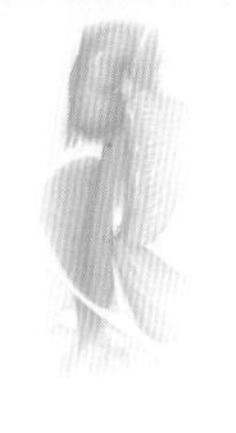
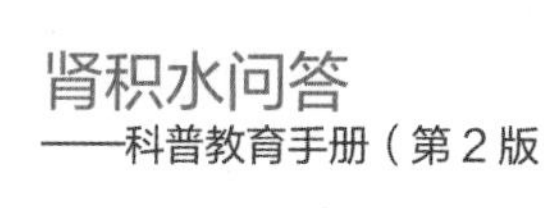

多等缺点。李学松主任团队应用微创技术，如机器人/腹腔镜回肠替代输尿管联合膀胱扩大术，使患者减少了手术创伤，术后恢复更快。

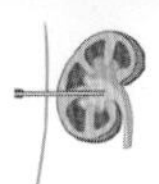

肾盂旁囊肿的治疗方法

什么是肾盂旁囊肿

肾盂旁囊肿是指起源于肾实质且比邻肾盂的单纯肾囊肿，而肾囊肿是起源于一段扩张的肾小管，并逐渐分化独立成有液体聚集的囊肿。我们经常提及的肾囊肿多指单纯性肾囊肿，多发生在肾皮质表面，外向性生长，发病率在 40 岁时为 20%，60 岁以后发病率高达 60%。当囊肿位于肾窦，我们称之为肾盂旁囊肿，本病多见于 50 岁以上的患者，也有报道 2 岁幼儿发病。患者通常无明显症状，多为影像学检查时偶然发现。无症状患者男女比例相近，有临床症状者则多见于男性，人群中总体发病率为 1% ~ 3%。可以单侧发病，也可双侧同时发病。

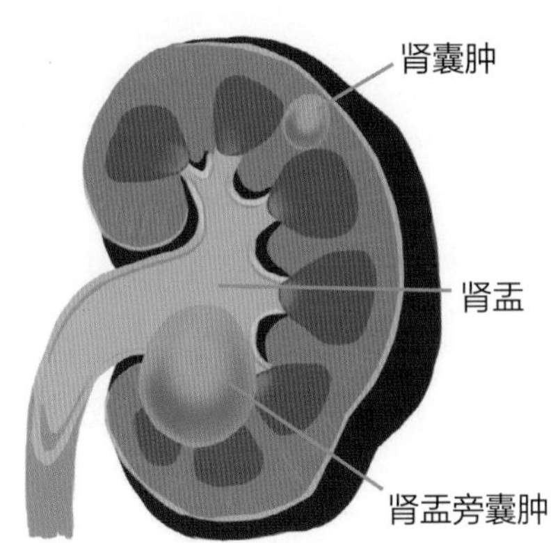

图 5-40　肾盂旁囊肿示意图

王阿姨的烦恼

52 岁的王阿姨（化名）是一名广场舞爱好者，但是近期出现了腰部的酸胀不适，休息后也没有缓解。于是焦急的王阿姨来到了

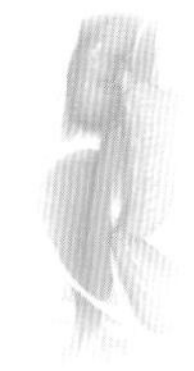

当地医院的泌尿外科，经过检查，发现王阿姨得了一种叫肾盂旁囊肿的疾病，并且囊肿挤压了相邻的肾盂输尿管引起了肾脏积水，进而引起了腰部的酸胀不适。但是由于此病治疗困难，所以当地医师就推荐王阿姨来北京就诊。王阿姨慕名来到了北京大学第一医院李学松主任门诊，希望能够得到有效治疗。李主任询问了王阿姨的病情，并为她制定了详细的治疗方案。

肾盂旁囊肿常见的手术方式包括：

1. B超引导下穿刺肾盂旁囊肿＋硬化剂注入。此方案创伤最小，但有把硬化剂注入到肾盂的风险，造成肾盂、输尿管狭窄。
2. 腹腔镜下肾囊肿开窗术。此方案创伤大、手术难度大，也有损伤肾盂、输尿管和血管的风险。
3. 输尿管软镜钬激光内切开引流术。此手术创伤介于两者之间，也是近些年开展的治疗手段。

王阿姨的治疗

经过王阿姨和李主任的共同商议，最后王阿姨选择了输尿管软镜钬激光内切开引流术。于是，李主任为王阿姨制定了具体的手术计划。第一期手术安排了膀胱镜检查，并在肾和输尿管内留置了输尿管支架管扩张输尿管，缓解肾积水导致的腰酸、腰疼症状，充分引流尿液降低感染的风险。两周后为王阿姨进行了第二期手术——经尿道输尿管软镜钬激光肾囊肿内切开引流术。手术很顺利，术中将囊肿壁切开一个敞亮的开口，让囊肿液流到肾盂，囊肿就会逐渐萎缩。因为手术是在全麻下进行，体表没有伤口，所以术后也没有明显的疼痛感。王阿姨术后恢复迅速，术后第二天下床，拔尿管，第三天就出院了。三个月后，王阿姨拔除了留在体内的输尿管支架管，术后为王阿姨进行了CT检查，发现肾积水消失，手术效果特

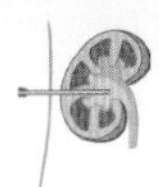

别理想。至此，王阿姨的治疗结束，王阿姨也能继续跳舞了。

术前 术后

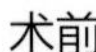

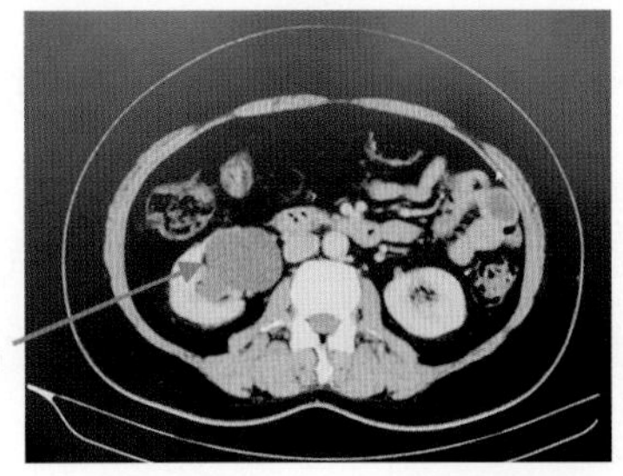

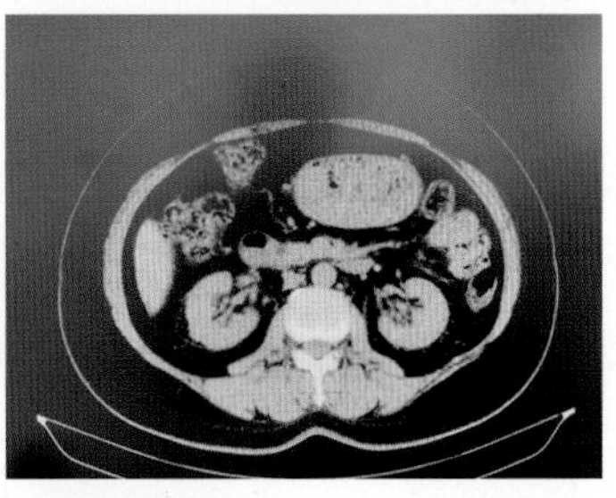

图 5-41 患者术前术后 CT 的对比

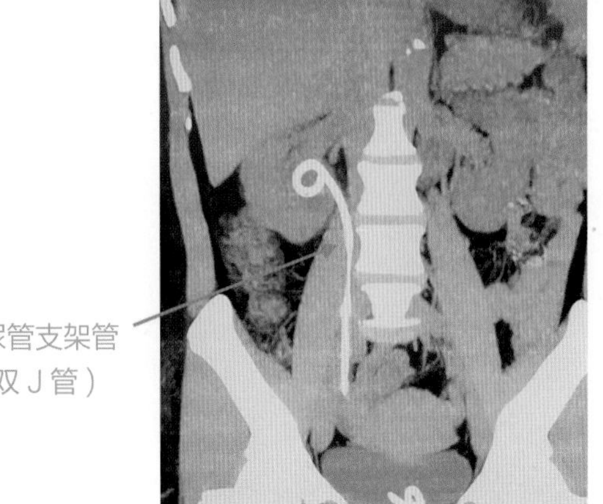

图 5-42 患者术后 CT 图

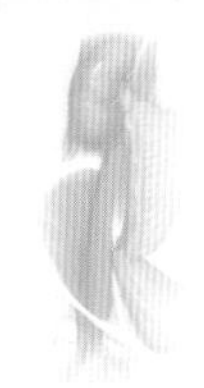

无功能肾怎么治疗?

什么是无功能肾?

肾脏，在人体中承担排水、排毒的任务，进而维持钠、钾、钙等电解质的稳定和酸碱平衡。然而，当出现尿路梗阻、肾血管狭窄等疾病时，肾脏功能有可能会受损，甚至丧失，即“无功能肾”。本文叙述的无功能肾则与梗阻的程度和时间有关。一般来说，血肌酐只能粗略反映双肾整体的功能，而无法提供单侧肾脏有无功能。肾动态显像可以精准测量单侧肾脏功能，并对两侧肾脏功能进行对比。如果一侧肾脏的 GFR 低于 10ml/min，临床上则定义该肾为无功能肾。当然随着 GFR 值的降低，该侧肾脏产生的尿量也将降低。另外，泌尿系超声或 CT 可通过肾脏的实质厚度、肾脏排泄增强对比剂的能力来粗略估算肾脏功能状态。

从肾积水到无功能肾

赵阿姨（化名）最近总是发烧，到当地医院进行了检查，发现右肾积水，出现了输尿管梗阻。于是赵阿姨来到北大医院泌尿外科李学松主任的门诊。李主任看了赵阿姨的检查结果，泌尿系 B 超和增强 CT 都提示右肾重度积水，考虑右侧输尿管出现严重狭窄，导致右肾重度积水，所以不时会出现发热，也出现了高血压的症状。正在分析病情的时候，赵阿姨说自己可能又要开始发烧了。医师立即检测体温后，发现赵阿姨的体温高达 39℃，李学松主任建议她先进行右肾造瘘术（从腰部采用微创的方式置入一根造瘘管至肾脏，将尿液从肾造瘘管内引出），暂时解除梗阻，缓解肾积水和感染。右肾造瘘术十分顺利，引流出来的尿液特别浑浊，果然赵阿姨的体温很快恢复了正常。经过几天的抗感染治疗，赵阿姨带着肾造瘘管回家了。

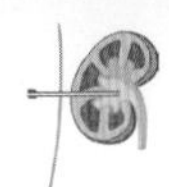

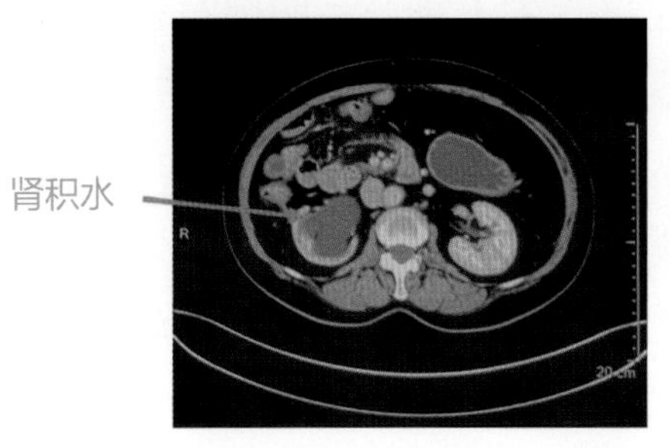

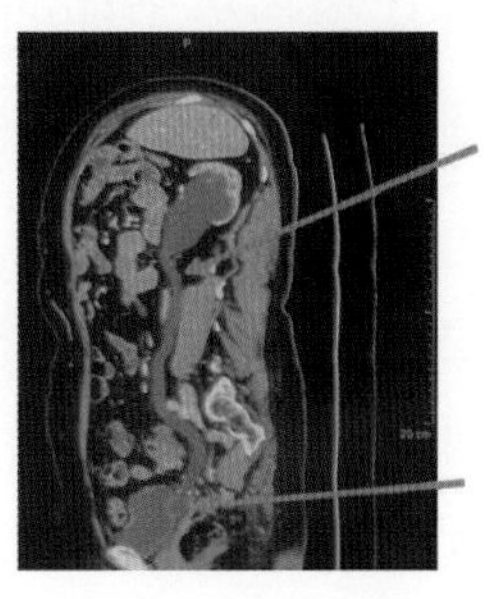

图 5-43 泌尿系 CT 提示右肾积水，右侧输尿管末端狭窄，右侧输尿管全程扩张

回家这几天她十分苦恼，每天盯着自己的肾造瘘管感到不开心。可是医师告诉她，有了这根管子，肾积水就会缓解，基本就不再发烧了。医师还叮嘱让她每天记录一下肾造瘘管的尿量和尿液颜色。过了 2 周，赵阿姨的肾造瘘管每天也就 20ml 的尿量，这让她很郁闷，因为医师告诉她，只有肾的尿量多才说明肾功能好。正常情况下，单侧肾脏每天应该排出大于 500ml 以上的尿液，而且尿液的颜色呈现淡黄色。如果尿量很少，说明肾的滤过功能很差。

经过 1 个月的观察，赵阿姨再次走进李学松主任的门诊。赵阿姨想让医师拔掉自己的肾造瘘管，这时李学松主任对她讲道："目前您的肾造瘘管不能单纯拔掉，因为输尿管存在梗阻，一旦拔掉了肾造瘘管，您就又回到了以前反复发烧的生活。而且如果这个肾脏的功能一直很差，那基本上保留的价值也不大。"

切除无功能肾的指征

1. 肾脏的 GFR 在 10ml/min 以下。
2. 无功能肾合并高血压、反复尿路感染，发热。
3. 合并肾结核、肿瘤等。
4. 对侧肾功能正常。

赵阿姨听从李学松主任的建议，为了进一步明确右肾的具体功能状态，赵阿姨复查了肾动态显像，结果发现右肾的GFR只有8ml/min，而几个月前在老家的医院检查时，右肾的GFR也只有10ml/min。赵阿姨的右肾功能无明显变化，所以她决定切除这个没有功能的肾脏，摆脱肾造瘘管。经过周密的术前准备，赵阿姨接受了腹腔镜下无功能肾切除术，术后很快就下地活动，并且恢复了饮食。现在的赵阿姨虽然只有一个肾脏，但是重新回到了一个不用带管的状态，逐渐过上了正常人的生活。

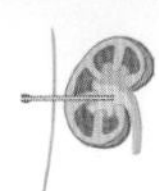

重复肾的综合治疗

什么是重复肾?

正常人体左右各有一个肾脏和一条输尿管与膀胱相连。重复肾顾名思义，就是一侧或者双侧有两个肾脏或输尿管。重复肾是一种常见的泌尿系先天性畸形，往往伴有重复输尿管畸形。重复肾、输尿管是指肾脏由上下两部分，即上半肾和下半肾结合成一体，有共同的包膜，表面有一浅沟将二者分开，而肾盂、输尿管及血管都独立分开的一种先天畸形。

重复肾重复输尿管畸形分为完全性和不完全性。完全性重复肾重复输尿管指正常的输尿管和异常的输尿管分别开口于膀胱或其他部位，不完全重复肾重复输尿管畸形指正常输尿管和异常输尿管汇合后共同开口于膀胱。

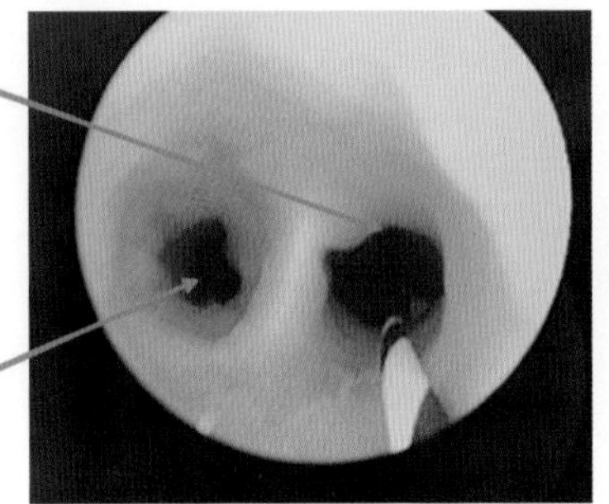

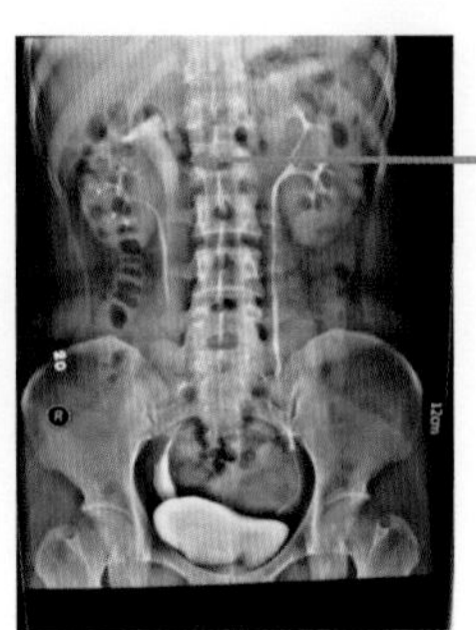

图 5-44 重复肾的检查

输尿管镜下见 2 个输尿管开口（左）；顺行尿路造影（右）

重复肾的症状和治疗

大部分重复肾及重复输尿管的患者无症状，多为体检发现，少数患者因尿失禁、肾积水、尿路感染、腰痛等症状发现。重复肾重复输尿管畸形无临床症状，且双肾功能良好者，无须治疗。重复肾

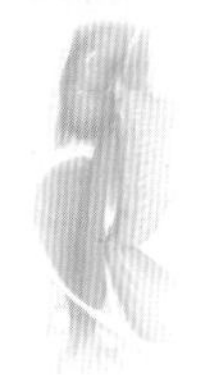

的手术指征包括：①重复肾积水伴引流输尿管异常（狭窄、反流、膨出）可选择手术治疗；②输尿管异位开口引起反复尿路感染或尿失禁。不同的情况也决定了其千变的治疗方式。

老贾的经历

老贾（化名），63 岁，男性，是一名退休的中学教师。半年前突然出现发热、腰痛症状，在当地医院完善 CTU 显示：左侧重复肾重复输尿管畸形，左上半肾重度积水。当地泌尿外科医师推荐他到北大医院李学松主任门诊就诊，李主任为老贾安排了一系列相关检查，其中肾动态显像结果提示，双肾灌注功能正常，左侧引流不畅，考虑非机械性梗阻，左侧 GFR：8ml/min。三维重建显示，左上半肾萎缩，输尿管全程扩张迂曲。这说明左侧肾脏萎缩且功能丧失，左侧上半肾保留已经没有任何意义，并且会出现各种症状，包括老贾之前出现的发热、腰疼等。所以李主任建议切除左侧无功能的上半肾。在李学松主任的精心治疗下，患者接受了微创的方式切掉了左侧重复的上半肾脏，并且很快康复。

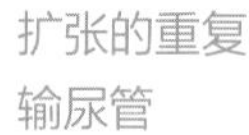

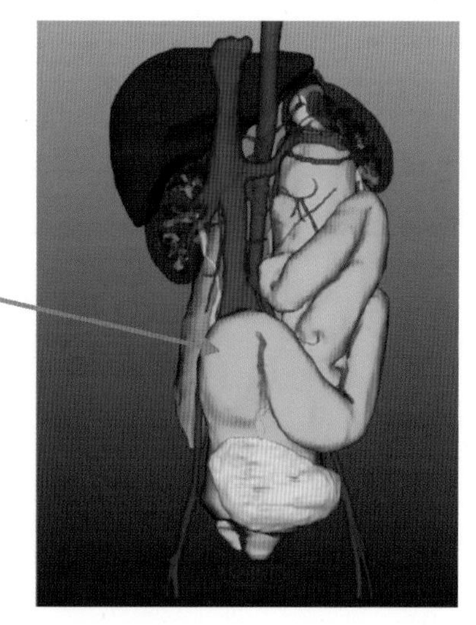

图 5-45　术前三维重建显示完全性重复肾重复输尿管畸形，输尿管全程扩张

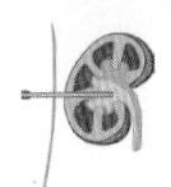

小胡的经历

小胡（化名），15 岁的花季少女，在 2 岁时检查，发现左侧重复肾重复输尿管畸形，无症状一直观察。半年前出现腰痛，当地医院行泌尿系 MRI 提示：左侧重复肾重复输尿管畸形，左上半肾和输尿管全程扩张。转诊至北大医院李学松主任门诊，肾动态显像提示左肾血流灌注和功能正常，左侧上尿路引流欠通畅。李学松主任在全面了解小胡的病情和检查资料后，与家属交流商讨治疗方案。考虑患者肾脏有保留价值，腰痛主要是输尿管梗阻引起，李主任决定采取保留左侧重复肾脏的手术治疗方案。术中膀胱镜发现上半肾输尿管开口于膀胱颈，输尿管末端囊肿，行囊肿切开，解除了输尿管梗阻。术后 3 个月复查恢复良好，小胡脸上再次出现了属于她这个年纪的灿烂笑容。

为什么他们的治疗方式不一样？原来，根据不同的病情，治疗方式也不一样：

1. 当上半肾萎缩、无功能或肾积水伴感染时，则考虑上半肾 + 对应引流输尿管切除术。上半肾及其对应引流输尿管切除也是治疗重复肾畸形中萎缩、无功能或肾功能严重损害的上半肾的标准手术。

2. 如果重复肾的肾功能仍存在，则应根据输尿管的具体情况行输尿管膀胱再植术、输尿管 - 输尿管吻合术、肾盂 - 输尿管吻合 + 患肾输尿管切除术。不完全重复肾重复输尿管畸形，有膀胱输尿管尿液反流时，若 Y 形汇合口靠近膀胱则行连接部切除、两输尿管膀胱再植术；如果汇合口较高，存在严重反流则行吻合口以下输尿管膀胱再植术。若输尿管口囊肿，可行囊肿切开术。

文中老贾因为重复的上半肾没有功能，所以选择了上半肾切除术；小胡因为肾功能良好，所以选择了保留肾脏，行输尿管囊肿切开术。两种手术都取得了很好的效果。孙子曰：“兵无常势，水无

常形，能因敌变化而取胜者，谓之神”。重复肾重复输尿管畸形的变化万千，也决定了它的综合治疗。李主任上尿路修复团队长期致力于专业领域，积累了丰富的经验。使众多重复肾患者获得了良好的治疗效果。很多罕见病在北大医院李学松主任的门诊并不罕见，因为这里汇聚了全国的罕见病，积累了大量的临床病例，总结出了丰富的理论经验，让重复肾患者重新恢复健康不再是梦。

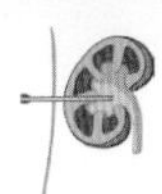

腹膜后纤维化的内外科结合治疗

什么是腹膜后纤维化?

腹膜后纤维化是一种少见病，其特征是腹膜后组织的持续慢性炎症反应和纤维化，让本应起保护作用的结缔组织变得坚硬，反而影响周围器官组织，如腹主动脉、髂动脉和输尿管，可引起输尿管狭窄，进而导致肾积水的发生。腹膜后纤维化根据病因可分为继发性腹膜后纤维化和原发性腹膜后纤维化，前者由肿瘤、药物、感染、外伤等病因引起。原发性腹膜后纤维化更倾向于是全身性免疫系统疾病的一种局部表现。

腹膜后纤维化的症状

腹膜后纤维化临床缺乏特异性表现，早期极易漏诊误诊。最常见的主诉症状是腰腹痛，往往不能明确具体位置，疼痛可向下腹部或腹股沟区放射。其他常见症状包括厌食、体重减轻、发热、恶心、呕吐和下肢水肿。患者可能诉尿频、尿急和排尿困难，在发展为尿路梗阻的患者中，尿量可能减少，肾功能有不同程度受损。少数患者血管受累可能还会有跛行、腹痛等。

腹膜后纤维化的诊断和治疗

腹膜后纤维化常在用影像学检查评估尿路梗阻或下肢动静脉功能不全时偶然发现。部分患者可能需要活检确诊。在治疗方面，腹膜后纤维化是有一定自限性而进展较缓慢的疾病。继发性腹膜后纤维化可针对病因进行治疗，可获得良好疗效。对于特发性腹膜后纤维化，目前尚无特异性治疗手段，治疗方法包括药物治疗和手术治疗。药物治疗包括皮质激素、免疫抑制剂等，需在风湿免疫科医师指导下接受治疗。当腹膜后纤维化压迫其他组织器官时，会引起相

应症状，其中最主要的是针对输尿管的压迫，需要手术治疗。其目的在于解除梗阻、改善肾功能。手术方式应依据病变部位、范围、程度而定，可选择输尿管支架管置入、肾穿刺造瘘对尿液进行引流。当病变范围广泛，尤其是药物治疗效果欠佳的患者，需进行输尿管松解术。如果输尿管周围广泛纤维化不能松解，同时肾功能良好，应行修复重建手术。

老宋的故事

38 岁的老宋（化名）是一名工人，饱受腹膜后纤维化困扰多年。10 年前因双侧腰部胀痛于北京大学第一医院检查发现双侧肾积水，诊断为腹膜后纤维化。后来，老宋反复多次留置输尿管支架管（又称双 J 管），并给予口服强的松治疗，双肾积水症状减轻。经过一段时间的治疗后，老宋成功拔出了双 J 管。但是拔管后，老宋的腰部胀痛等症状又一次加重，期间未做任何治疗。1 年后复查 CT，发现左肾已经损失了大部分功能。在当地医院置入右侧双 J 管，并加用激素口服治疗。为防止右侧输尿管继续受腹膜后纤维化的影响，进而导致右肾功能的完全丧失，老宋在 2013 年接受了腹腔镜右输尿管腹腔内移位手术，将输尿管从腹膜后移位到腹腔内，术后右肾留置双 J 管。术后 2 个月，老宋去当地医院更换双 J 管时发现拔管后因狭窄段无法通过，无法再次置管，于是便做了右肾穿刺造瘘术，术后又发生了造瘘口的感染。长期留置造瘘使老宋非常痛苦，后来他来到了北京大学第一医院李学松主任团队寻求帮助。

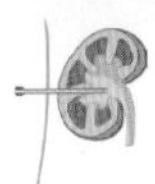

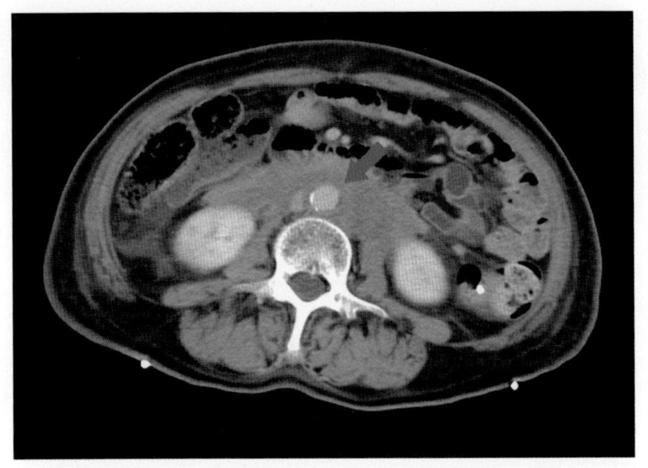

图 5-46　腹膜后纤维化 CT 图像，提示腹膜后纤维化包绕腹主动脉（红色箭头），同时累及输尿管

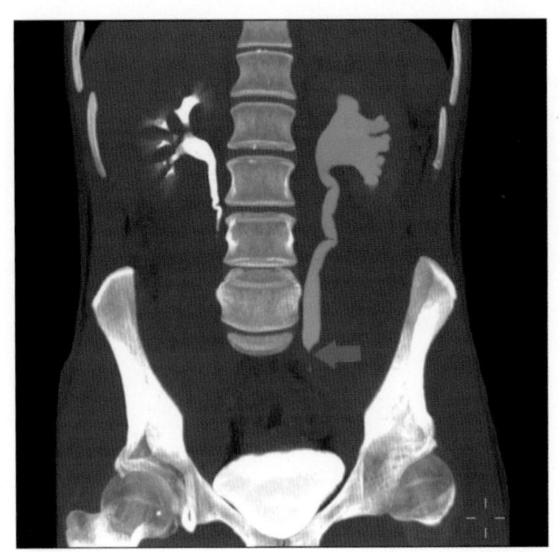

图 5-47　腹膜后纤维化 CTU 图像（输尿管狭窄处见图中箭头）

李主任团队全面评估了老宋的病情，其中 CTU 检查结果显示双侧输尿管中段狭窄。利尿肾动态示左肾血流灌注显著减低，近似无功能。右侧上尿路引流不畅。考虑到老宋的输尿管狭窄较为严重，手术方案最终确定为右输尿管狭窄段切除 + 回肠代输尿管。最

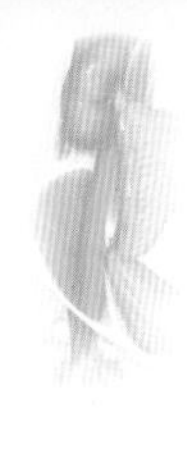
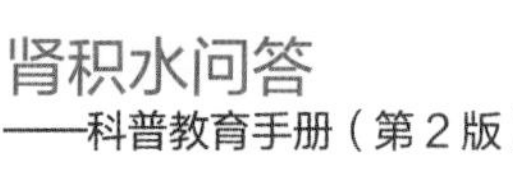

终，老宋获得了一条新的“输尿管”，这条用回肠做的输尿管为老宋保住了最后的右肾功能。术后顺利取出支架管，老宋也终于恢复了正常人的生活。

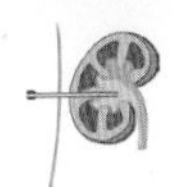

外伤致输尿管损伤或狭窄

输尿管是一条柔软的位于腹膜后的由肌肉组成的器官，连接着肾盂与膀胱。输尿管走行于腰大肌表面，周围围绕着厚实的肌肉和腹腔内及腹膜后各种器官。由于其位置与自身特性，由外伤导致的输尿管损伤相对少见。尤其在和平稳定的现代社会，外伤导致的输尿管损伤的数量较 20 世纪的战争年代大大下降。

多数患者在发生输尿管损伤时，常常合并有多脏器的损伤，而输尿管损伤的部位往往较为隐蔽。在处理这种紧急情况时，医师往往面对的是复杂多变的病情，第一时间的治疗以挽救生命为主。在病情稳定后，有时会出现腹腔积液、肾积水等情况。根据损伤的部位及病因，输尿管损伤的部位与长度也往往十分多样。所以如何处理外伤导致的输尿管损伤需要根据每位患者的具体情况，制定个性化的治疗策略，从而达到良好的治疗效果。

小布的腹腔积液

小布（化名）在年初时不幸发生了一场交通事故，他被紧急送到了当地医院，发现脾破裂及胃肠道损伤，当天晚上做了脾切除与胃肠道的修补术，术后恢复良好，顺利出院。但是术后 1 个月，小布又开始肚子疼，去医院检查发现，左侧腹腔内总有一团积液，且越来越大，这团积液是从哪里来的呢？为了及时缓解症状，医师为小布做了左侧腹腔积液的切开引流手术。进一步完善 CTU 及尿路成像检查后，发现左侧输尿管周围造影剂外渗，诊断左侧输尿管损伤。于是他就前往当地的三甲医院进一步就诊。输尿管镜检查可见输尿管断端，小布的病因终于找到了，于是医师在术中向左侧输尿管留置输尿管支架，小布的腹腔积液终于消失了。但是由于外伤导致的输尿管损伤，小布的输尿管周围变得僵硬，形成了多处狭窄与瘢痕，僵硬的输尿管导致左肾积水，严重影响肾功能，以至于小布需要在当地医院定期更换输尿管支架，来改善左肾积水。输尿管支架造成的痛苦困扰着正处于事业上升期的小布。抱着试一试的心态，小布来到了北京大学第一医院李学松主任门诊。

在门诊李主任看完小布的病情介绍、检查资料后，考虑目前是左输尿管上段的狭窄，外院肾动态核素显像提示左肾功能受损。李主任和小布讨论病情，决定共同努力拔除输尿管支架，修复损伤的输尿管。

李主任为小布制定的第一步治疗是行左肾造瘘术。在完成左肾造瘘术的同时拔除了左侧输尿管支架。3 个月后，小布完成了包括泌尿系超声、顺行 / 逆行尿路造影、CTU 尿路成像及三维重建等检查，结果显示：左侧输尿管上段狭窄。经过病情稳定的半年，当左肾功能恢复后，小布开启了住院的手术治疗。

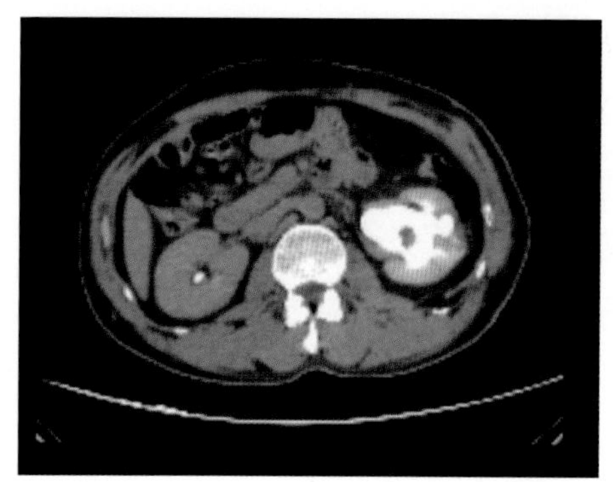

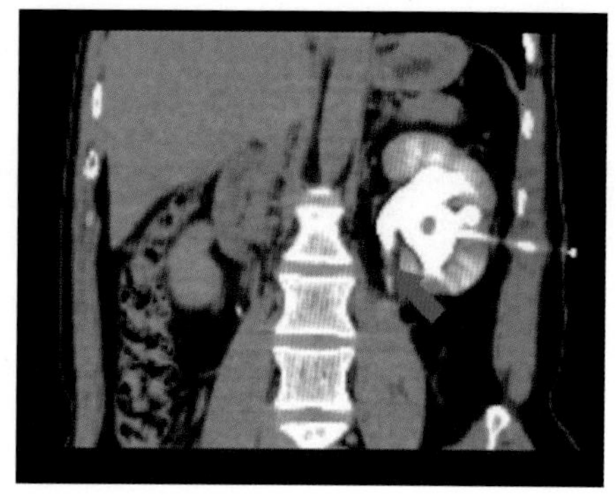

图 5-48　CTU（狭窄段见图中箭头）

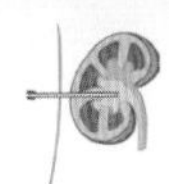

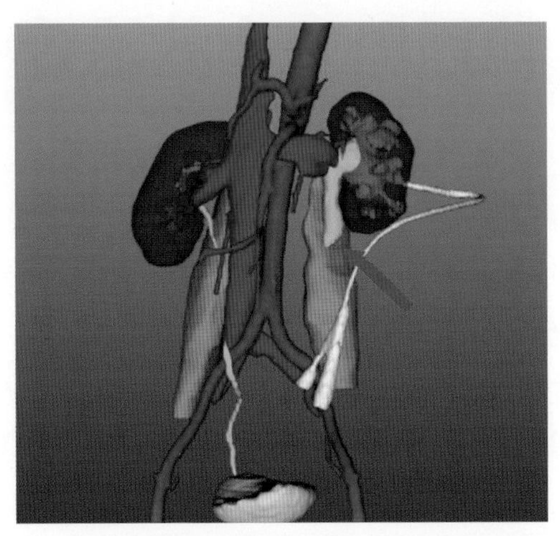

图 5-49 泌尿系三维重建图像（狭窄段见图中箭头）

根据输尿管损伤的部位、长度及病因，需要制订个性化的手术方案。小布的输尿管狭窄段位于输尿管上段，损伤长度约 2cm，但是由于之前的创伤因素，小布输尿管周围组织粘连严重，不适合做经腹腔镜途径的微创治疗。最终李学松主任为了手术安全及手术效果建议他做经腹膜外开放性的手术。

怀着紧张的心情，小布进入了手术室，手术历经两个半小时，李主任为小布做了输尿管离断吻合术，手术过程顺利。术后第 2 天小布就自由下地活动，饮食也基本恢复。术后第四天，小布拔了身体上的引流管，并夹闭了肾造瘘管，顺利出院。

出院后小布根据医师的安排，依次顺利拔除了左侧输尿管支架、左肾造瘘术，最终拔除了身上的全部管路。术后 6 个月，小布在门诊做了相关检查，检查显示左侧输尿管通畅，左肾功能稳定，左肾积水较前减轻。此后，小布重新踏上了为事业奋斗的道路，定期在李学松主任团队门诊复查，至今恢复良好。

输尿管息肉的治疗

什么是输尿管息肉?

输尿管息肉是一种良性输尿管疾病，常见于6～12岁，发病率约0.5%，男孩多见（97%），多发于左侧输尿管，常见于输尿管上1/3段及肾盂输尿管移行处，是儿童肾盂输尿管连接部梗阻的常见原因之一。输尿管息肉以间歇性腹痛及血尿或镜下血尿为主要临床表现，上述症状持续时间长短不等，数月到数年均可见。目前发病机制依然不是十分明确，可能与感染、梗阻、慢性刺激、激素失衡及发育缺陷等因素有关。此外，有观点认为输尿管上皮在炎症等刺激因素下出现的上皮化生或增殖可能是导致息肉形成的主要原因。

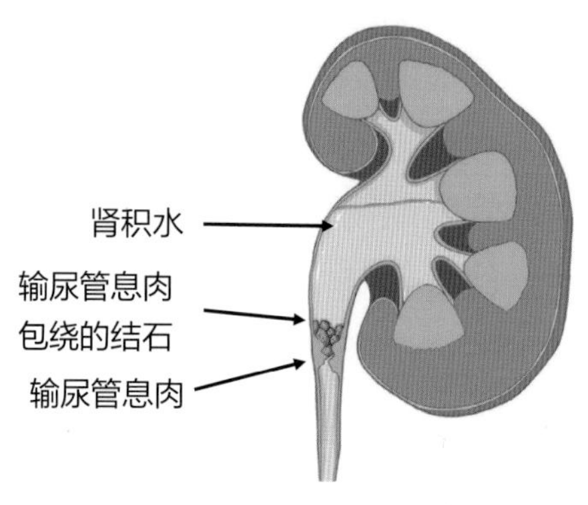

图5-50　输尿管息肉示意图

小宇的故事

小宇（化名），18岁男性，20天前出现双侧腰腹部疼痛，伴有全程肉眼血尿及少许血块，排尿疼痛难忍。于当地医院就诊，超声提示双侧中上段输尿管内等回声病变，占位待排；伴上段高回

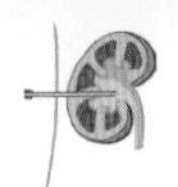

声，考虑双肾结石；另伴双肾积水，左肾积水稍重。后行CTU所示：双侧输尿管中上段见软组织密度影，增强后呈轻度不均匀强化，延迟期局部未见显影。该院医师考虑输尿管肿瘤可能，息肉不除外。小宇父母担心儿子年纪这么小输尿管就长了肿瘤，便接受了输尿管镜下双侧输尿管局部肿物切除术及钬激光碎石术（微创手术方式：通过尿道插入输尿管镜，通过镜子的操作通道置入激光，将体内的结石击碎）。

得知术后病理结果为输尿管息肉，而非输尿管恶性肿瘤后，小宇父母悬空的心放下了些，但同时也为孩子复杂的病情所担忧。果不其然，术后复查CTU发现虽然结石完全排出体外，但长段息肉无法完全根除，术后输尿管中段依旧存在严重狭窄，双肾积水进一步加重。小宇一家终日为此忐忑不安。如不及时解除息肉所导致的积水压迫，小宇年纪轻轻肾功能可能就出现异常。

小宇随父母来到李学松主任的门诊，李主任对其进行了详细的查体及病史询问，根据相关检查，诊断为：双侧上段及中段输尿管长段多发息肉（右侧长度约5cm，左侧长度约6cm），伴中上段输尿管明显多发环形梗阻，双肾重度积水。考虑到小宇比较年轻，为了最大程度地解除小宇的顽疾，李学松主任团队为他进行了详细的术前讨论和手术方案规划。

尿路造影是诊断输尿管息肉最常用的方法，可显示输尿管腔内充盈缺损，X线下充盈缺损随输尿管蠕动而活动，称为“蚯蚓蠕动征”，该征象是诊断输尿管息肉特征性的X线征象。

小宇的治疗

经过科室术前讨论和小宇父母的同意，李主任最终实施了机器人腹腔镜下双侧回肠代输尿管手术。在李主任团队全体医护人员的共同努力下，小宇术后恢复良好，之前的右腰腹部疼痛、血尿、排尿疼痛、发热症状均已消失，且未出现明显并发症，小宇家长见到儿子康复甚是满意。为了明确术后吻合口有无狭窄以及双肾是否积水，术后3个月小宇行尿路造影，提示双侧肾盂、肾盏显影良好，造影剂进入膀胱。考虑输尿管息肉虽是良性病变，但不排除复发或出现极少数恶变的可能。故李主任团队为小宇制定了科学规范的随诊计划，建议他术后每年都到我院复诊。术后第1年复查，吻合口未见狭窄。术后5年随访影像学结果均显示双肾积水较术前明显缓解，血液检查提示肾功能良好。

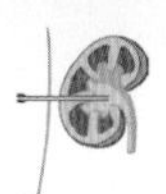

结石术后的阑尾补片治疗

吴先生的故事

46 岁的吴先生（化名）是一位部门经理，平时工作很忙，没时间喝水，也疏于体检。一天下午，吴先生突然出现右侧腰疼，满头大汗，坐立难安，赶紧去市医院急诊，做了 CT 发现右侧肾脏和输尿管里长出了好几块结石。医师为他赶紧安排了体外碎石手术，前前后后做了 5 次体外碎石，效果都不太好。后来辗转省里的医院，医师为他做了输尿管镜下钬激光碎石手术（一种微创手术技术，不用开刀，从尿道插入镜头，用激光将体内输尿管结石击碎），手术很顺利，术后吴先生恢复也很好。做这种手术时，医师常规会在输尿管里留 1 根输尿管支架管，手术后 2 个月，医师按照惯例帮助吴先生将体内的输尿管支架管取了出来。

可是没过多久，吴先生再一次出现腰痛，这次还伴有乏力、恶心等不适感。经过一系列检查，发现吴先生右侧输尿管的结石复发了，还导致了肾积水。医师为吴先生安排了输尿管镜检查，发现吴先生的输尿管有 3.5cm 长，几乎完全闭锁的梗阻病变，不仅结石过不去，连尿液通过都费劲！医师用输尿管镜为吴先生取出结石，做了输尿管扩张术，并在输尿管里留了两根输尿管支架管作为支撑。有了输尿管支架管后，吴先生腰疼、乏力的症状好多了，但是有时活动的过程中还是会有疼痛，走路多了还会有血尿。但为了治病，吴先生还是坚持到了手术后 3 个月拔管。不幸的是，等到取出管子以后，吴先生腰酸腰胀、恶心乏力的症状再次加重了。

这一次，吴先生来到北京大学第一医院泌尿外科，找到李主任。吴先生在门诊做了 CTU，发现右侧输尿管上段管壁增厚，管腔狭窄，继发上方肾盂和输尿管扩张积水。又做了肾动态显像检查，发现右肾血流灌注减低，功能受损。为了挽救右侧肾功能，在李主任的建议下，吴先生拔掉输尿管支架管，接受了右肾造瘘术。吴先生后续又做了顺行造影和逆行造影，确定了输尿管狭窄的位置和长度。

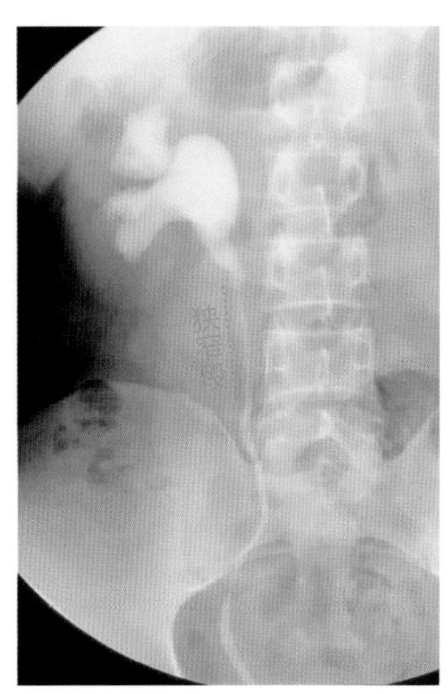

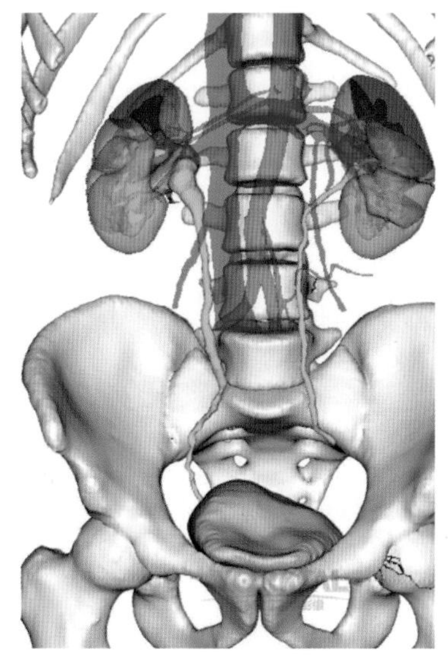

图 5-51　吴先生的逆行尿路造影（左）和 CT 三维重建示意图（右）

李主任全面了解吴先生的病情和影像检查后，考虑吴先生的输尿管狭窄程度重、狭窄长度长，且狭窄段位置靠上，考虑阑尾补片修复手术最为合适。

阑尾位于人体腹腔内的右下方，是一个大约 5 ~ 9cm 长、0.5cm 粗的盲管结构，一端连在盲肠的起始部，另一端封闭。阑尾在食草动物体内具有消化粗硬纤维的作用，在人类体内这个功能已退化。在小儿阶段，阑尾具有一定的免疫功能，可是在成人以后这个功能也逐渐消失。一般来说，即便切除阑尾，对人体的消化、免疫功能也无大碍。

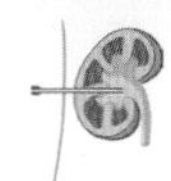

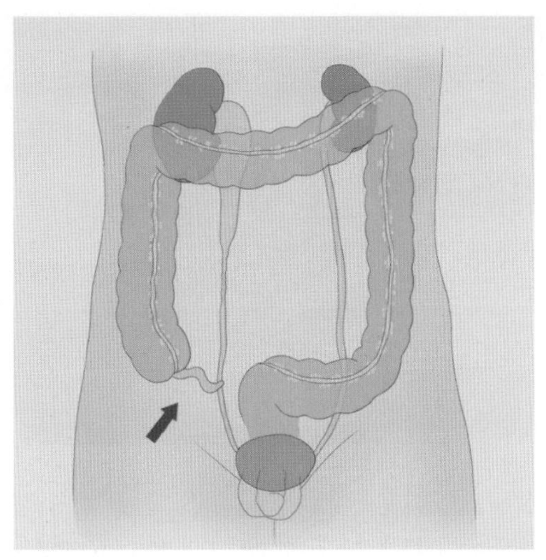

图 5-52 阑尾在人体内的位置（箭头所指为阑尾）

引自：WANG J, LI Z H, FAN S B, et al. Robotic ureteroplasty with appendiceal onlay flap: an update on the outcomes of 18-month follow-up[J]. Transl Androl Urol, 2022, 11(1): 20-29. 为北京大学第一医院泌尿外科发表的科学文献。

阑尾补片修复手术，顾名思义，就是根据患者输尿管缺损的长度，取用一段阑尾，将管状的阑尾纵向切开、铺平，像打补丁一样缝合在输尿管的缺损处。由于切取的这部分阑尾需要使用其原有的血管供应血液，因而受其系膜长度的影响，阑尾补片修复技术在成年人中大多只能用来修补右侧输尿管。而且有少数患者因为之前曾患阑尾炎，阑尾周围可能存在粘连，这种情况也不适合用来修复输尿管。

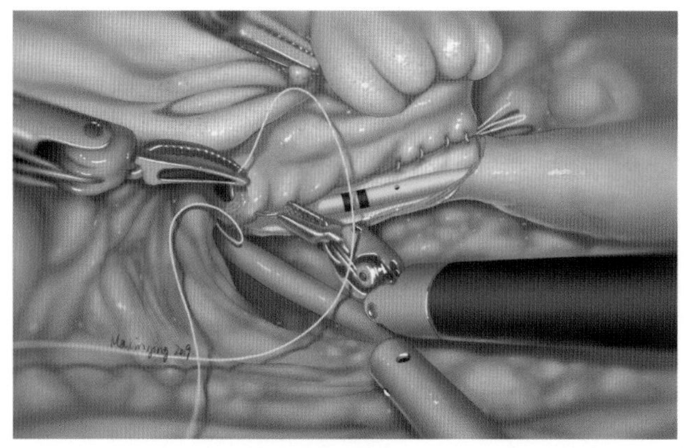

图 5-53　机器人辅助腹腔镜阑尾补片修复手术示意图

引自：WANG J, XIONG S W, FAN S B, et al. Appendiceal onlay flap ureteroplasty for the treatment of complex ureteral strictures: Initial experience of nine patients[J]. J Endourol, 2020, 34(8): 874-881. 为北京大学第一医院泌尿外科发表的科学文献。

各种准备工作就绪后，李主任团队为吴先生进行了机器人辅助腹腔镜阑尾补片输尿管狭窄修复术，手术历时 3 个半小时，术后第 2 天吴先生就可以下地、进食了。手术后第 3 天，吴先生拔掉身上的引流管。手术后第 5 天，顺利出院。

手术后 2 个月，吴先生按要求拔除了体内输尿管支架管。复查输尿管镜可见输尿管内通畅，复查顺行造影显示输尿管较术前明显通畅后，顺利拔除了肾造瘘管。复查 B 超提示积水较前明显减轻，而且腰痛、乏力等不适也明显缓解。吴先生做完手术已经 1 年半，现在坚持定期于李主任门诊复查，各项指标都很理想。吴先生终于又回归到正常的生活和工作中了。

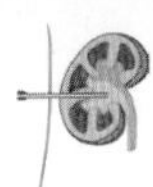

放疗后双侧输尿管狭窄的治疗新希望——回肠代双侧输尿管术

小青的痛苦经历

小青（化名），女，31 岁，已婚，4 年前因宫颈癌在当地医院行宫颈癌根治性手术。术后放疗 28 次 + 化疗 6 次，术后定期复查，肿瘤无复发和转移。1 年前，小青突然感到腰部酸胀，B 超提示“双肾积水”，考虑放疗引起的双侧输尿管狭窄。一个已婚女士失去了子宫，对家庭已是晴天霹雳，生活刚刚恢复平静，突如其来的疾病又让她和整个家庭陷入痛苦的煎熬中。当地医师在她体内留置了输尿管支架管，减轻肾积水程度。术后小青经常出现血尿和尿频、尿急、尿痛等不适，还需要定期更换输尿管支架管。后来甚至出现拔管困难的情况，这对她的生活产生很大困扰。8 个月前小青长期携带输尿管支架管治疗效果仍不满意，肾功能几近衰竭状态，被迫接受了双肾穿刺造瘘术。31 岁的她，腰间挂着两个尿袋，生活质量严重降低，心理自卑，心情压抑，不敢社交，怕被嘲笑。夜里小青经常辗转难眠，梦想何时才能拔除两侧腰间造瘘管，恢复正常人的生活。正当一家人备感绝望之时，经朋友介绍，小青才得知北京大学第一医院泌尿外科李学松主任是治疗放疗后输尿管狭窄的权威专家，她非常兴奋，重燃对生活的新希望，走进了李主任的诊室。

小青的治疗

李学松主任团队为小青制定了个体化详细的检查和治疗方案。血肌酐、泌尿系超声、利尿肾动态评价双肾功能，膀胱造影明确膀胱形态和容量，经双肾造瘘管行顺行造影确认病变部位，CTU、术前三维重建确定手术方案。同时，请妇产科会诊、PET-CT 检查再次确认妇科肿瘤没有复发和转移。等到术前各项准备工作就绪后，小青满怀期待再次接受了手术治疗。

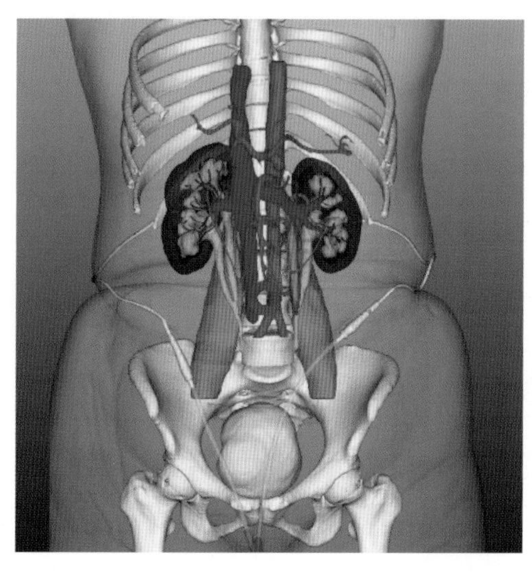

图 5-54　双侧输尿管狭窄术前三维重建示意图

由于小青的右肾输尿管有部分重复畸形，加上肠粘连较重，这一次李学松主任团队为她进行了开放回肠代双侧输尿管术（Y 形吻合），术中留置了 3 根输尿管支架。

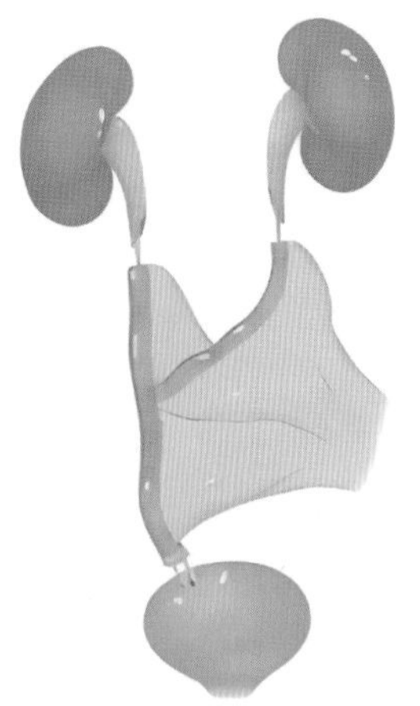

图 5-55　回肠代双侧输尿管术（Y 形吻合）手术示意图

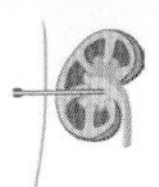

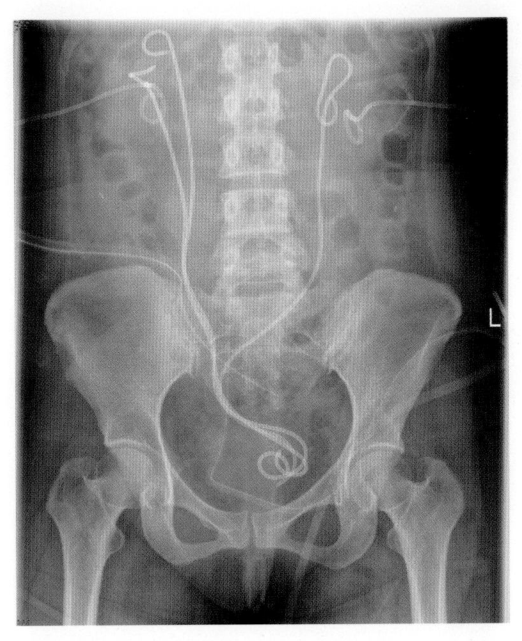

图 5-56 回肠代双侧输尿管（Y 形吻合）术后平片显示的输尿管支架及肾造瘘管

手术历时 5 个小时，过程顺利。术后第 3 天，小青排气后开始逐步恢复饮食。术后第 5 天，体内引流管的引流量减少，逐个被拔除。术后 2 周，小青夹闭了双肾造瘘管，并拔除了尿管，顺利出院，回家休养。

术后 2 个月，小青高兴地再次回到北京，李主任安排为她拔除了体内支架管，之后进行了上尿路影像尿动力学检查，结果显示新的“输尿管”管腔通畅、蠕动良好，肾盂压力也很平稳，于是按计划拔除了她的双侧肾造瘘管。李主任告诉小青，手术非常成功，但要注意新“输尿管”产生的问题，多饮水、不过度憋尿，以后每 3 ~ 6 个月来门诊复查一次。没有了腰间的两个尿袋，小青重新恢复了正常人的生活，定期在李学松主任团队门诊复查，至今恢复良好。

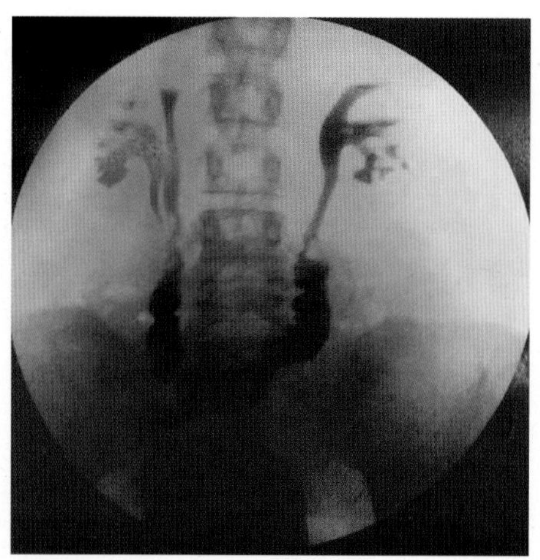

图 5-57　回肠代双侧输尿管术后上尿路影像尿动力学检查

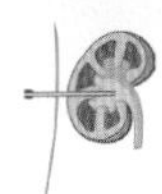

清宫术后“受伤”的输尿管——回肠代输尿管联合膀胱腰肌悬吊术

“72 小时”争分夺秒

小雷（化名），33 岁，已经是两个孩子的妈妈。3 天前，因意外妊娠于当地医院妇产科行清宫手术，术中发现右侧输尿管长段损伤，急诊行腹腔镜探查未能修复“受伤”的输尿管，当地泌尿外科医师紧急联系了北京大学第一医院李学松主任团队会诊，建议患者行回肠代输尿管手术。因小雷的病情紧急危重、修复手术复杂，当地医院无法继续治疗，1 天前小雷来到北京并通过急诊入院。

病情要点：

1. 清宫手术引起的输尿管损伤极其罕见，此次意外损伤考虑与患者肥胖、多次妊娠、既往剖宫产史等因素有关。
2. 输尿管损伤的部位和长度是决定治疗方式的重要因素。
3. 输尿管损伤后 72 小时内进行手术修复是治疗的“黄金期”，特别是回肠代输尿管术。

入院后李主任团队争分夺秒做好术前准备，当天下午就为小雷实施了回肠代输尿管联合膀胱腰大肌悬吊重建手术，并留置了肾造瘘管和输尿管支架。术后 1 周，随着引流量减少，李主任团队拔除了小雷腹部的各个引流管。术后 2 月，小雷在当地拔除了输尿管支架后，再次来到北京李主任门诊复查，李主任让小雷做了上尿路影像尿动力学检查，结果提示新的“输尿管”管腔通畅、肾盂压力平稳、吻合口部位愈合良好，于是医师就拔除了她的肾造瘘管。李主任告诉小雷，修复手术很成功，但要注意新“输尿管”可能产生的问题，要多饮水、不过度憋尿，以后每3～6个月来门诊复查一次。小雷感觉术后恢复良好，排尿通畅，又重新回归正常生活。

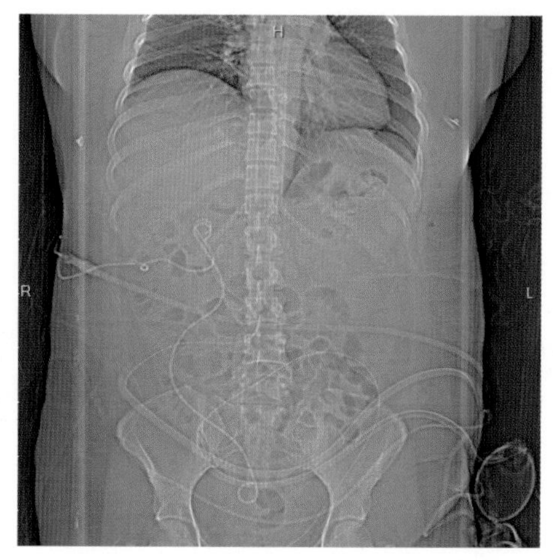

图 5-58　术后平片显示留置的肾造瘘管及输尿管支架

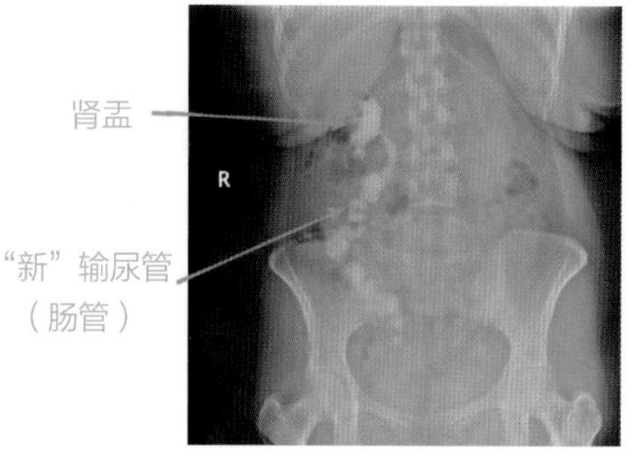

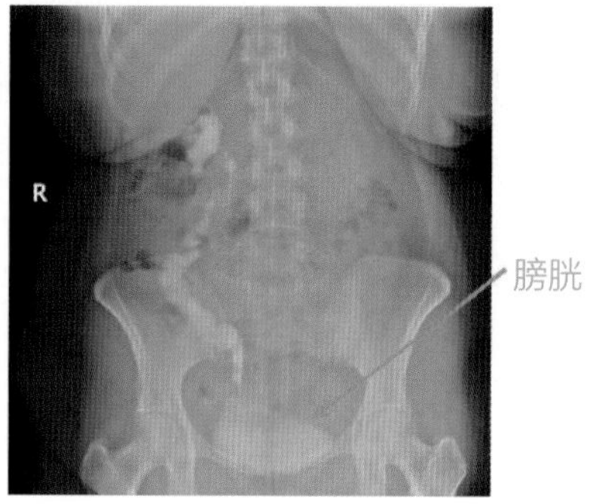

图 5-59　复查上尿路影像尿动力学检查，肾盂、“新”输尿管及膀胱显影良好

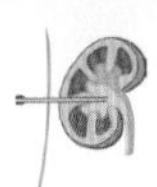

病情要点：

1. 回肠代输尿管术后有可能发生的情况：黏液堵塞或结石形成，反复尿路感染，代谢性酸中毒等，术后需要密切随访，及时发现处理问题，同时多饮水，不过度憋尿。

2. 因腹部多次手术、腹腔内组织结构已改变，患者需去妇产科咨询，避免之后再次意外妊娠。

清宫术后回肠代输尿管手术

回肠代输尿管术是治疗长段输尿管损伤、狭窄的一种重要方法，也被称为“终极上尿路修复手术”。此手术根据患者输尿管损伤情况，将患者自己的部分远端回肠分离后，用以替代原先损伤、狭窄的输尿管。而通过联合膀胱腰大肌悬吊术，可以有效缩短替代回肠的长度，降低术中、术后相关并发症发生风险。

清宫手术引起的输尿管损伤极其罕见，特别是长段损伤。李学松主任团队已处理过多例类似患者，因此具有丰富的手术修复经验。由于损伤部位高达肾盂输尿管连接部，因此尽早修复极为关键。我们认为，损伤后 72 小时内是手术修复的“黄金期”，不仅有利于寻找肾盂，同时组织水肿、尿外渗及肠道粘连均较轻，有利于缩短手术时间，降低手术并发症。留置肾造瘘管对于术后恢复、保护同侧肾脏也有“保驾护航”的作用，如无条件进行早期修复，将肾造瘘管留置于肾盂，不仅可以充分引流尿液，也能为二期手术修复创造有利条件。术后 2 个月，还可以通过肾造瘘管行上尿路影像尿动力学检查，明确手术效果，使患者重新回归正常生活。

骨髓移植后肾积水的治疗

洋洋的烦恼

19 岁的洋洋（化名）是一名大学生，几年前检查确诊为白血病，需要进行骨髓移植。幸运的是，洋洋母亲和她的骨髓配型成功，洋洋得以接受骨髓移植治疗。经过一段时间的抗排斥治疗，洋洋体内移植的骨髓已经成活，白血病的症状也逐渐好转。然而恢复期的洋洋突然觉得小腹胀痛，热水袋焐了半天都不见好转，也出现了明显的血尿。于是洋洋及时去了医院，医师为她安排了 B 超和 CT 检查，发现膀胱壁和双侧输尿管壁都有增厚，双肾明显积水。医师考虑是骨髓移植继发的出血性膀胱炎和输尿管炎。为了避免血块堵塞膀胱出口，医师赶紧给洋洋进行膀胱冲洗，还加用抗生素预防感染。经过一段时间的治疗，洋洋的血尿停止了，左肾积水也逐渐缓解，但右肾积水却改善不多，而且隐约总感觉右侧腰疼。

骨髓移植是多种血液疾病的治疗方法。少数情况下，会发生出血性膀胱炎、输尿管炎，原因尚不明确，可能与病毒感染以及化疗药物中的环磷酰胺有关。主要表现是血尿，可伴有腹痛、腰痛，严重者可因为膀胱内血凝块堵塞尿道导致排尿困难。如果出现出血性膀胱炎、输尿管炎，一般采用抗病毒、改善凝血的药物治疗，同时留置导尿管、使用生理盐水冲洗膀胱，以防止血凝块形成、堵塞尿道和输尿管；针对出血性输尿管炎，一般不需特殊处理，如果继发严重肾积水、危及肾功能，可以通过留置输尿管支架管缓解积水。大多数患者经过及时规范的治疗，输尿管炎症狭窄可以恢复，肾积水可逐渐缓解，但仍有少数患者会遗留无法恢复的输尿管瘢痕狭窄。

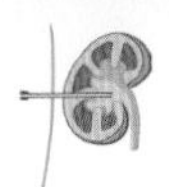

为了进一步明确病因，医师给洋洋安排了泌尿系B超、CTU等检查，发现右侧输尿管狭窄，于是在局部麻醉下为她置入了输尿管支架管（又称DJ管）。带上DJ管后，洋洋的肾积水逐渐缓解，腰疼、乏力也慢慢恢复了。然而3个月后，当洋洋拔掉DJ管后，腰疼、乏力的症状又出现了，B超发现右肾再次积水。医师赶紧为洋洋重新安上了DJ管。

后来的日子里，洋洋一直带着DJ管生活，每3个月更换1次。但遗憾的是，洋洋输尿管狭窄的情况越来越重，洋洋采纳了医师的建议，先后接受了输尿管镜下输尿管球囊扩张术、输尿管狭窄部切开手术，每次术后输尿管狭窄都能有一定改善，但还是一直没法脱离支架管。直到最后一次，洋洋的输尿管因为长期炎症导致的狭窄完全堵塞，再也放不进DJ管。

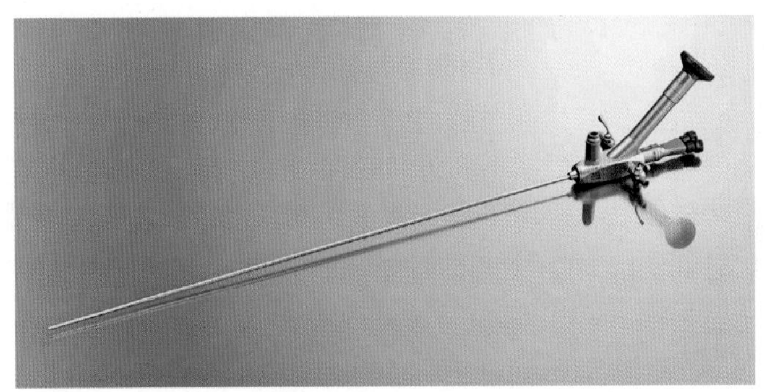

图5-60 输尿管镜

为了解决肾积水带来的不便，洋洋来到北京大学第一医院泌尿外科，找到李学松主任团队。经过详细的问诊，李学松主任为洋洋安排了肾造瘘术，以保护肾功能。后续又做了顺行造影、逆行造影等检查。考虑到洋洋输尿管狭窄的长度很长，曾经的炎症渗出使输尿管周围严重粘连，很难开展常规的尿路修复手术，李主任最后决定对洋洋进行回肠代输尿管手术，即用一段回肠替代严重损坏的输尿管。

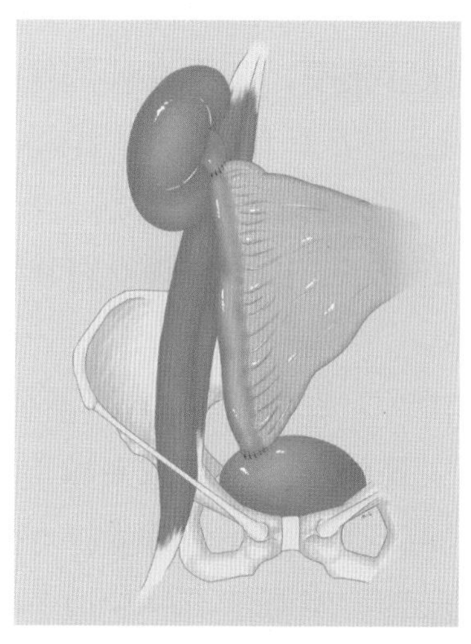

图 5-61　回肠代输尿管手术示意图

引自：韩冠鹏，许洋洋，李志华，等．造血干细胞移植后输尿管狭窄 1 例 [J]. 北京大学学报（医学版）, 2022, 54(04): 762-765. 为北京大学第一医院泌尿外科发表的科学文献。

骨髓移植后的输尿管狭窄，一般通过放置输尿管支架管可以逐渐缓解。针对难以恢复的瘢痕狭窄，可以根据狭窄部位、程度选择适宜的手术方法。对于狭窄程度较轻的患者，可以采用微创的输尿管镜手术，如输尿管球囊扩张、输尿管狭窄部切开；对于狭窄程度较长的患者，可以根据狭窄位置采用输尿管膀胱再植、自体补片技术等方法进行手术修补；对于狭窄范围广泛、狭窄程度严重、伴有腹腔粘连严重、腹膜后纤维化的患者，常需采用回肠代输尿管术进行治疗。

各种准备工作就绪后，李主任团队为洋洋进行了右侧回肠代输尿管术，术后洋洋恢复很快，第 2 天可以下地，第 5 天就可以吃饭了。手术后第 8 天，洋洋拔掉身上的引流管，顺利出院了。

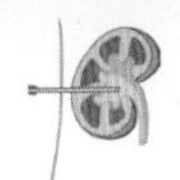

手术后 2 个月，洋洋按要求拔除了体内输尿管支架管，复查顺行造影后显示右侧输尿管通畅，尿液又可以顺利地流进膀胱里了，便拔除了肾造瘘管。复查 B 超提示积水较前明显减轻，而且腰痛、乏力的不适也明显缓解了。现在洋洋做完手术已经 7 年了，仍坚持定期于李主任门诊复查，关注肾功能、B 超、CT 和 MRI 检查结果，各项指标都很理想。洋洋终于又回归到正常的生活和工作中了。

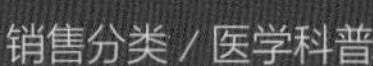

人卫官网 www.pmph.com
人卫官方资讯发布平台

策划编辑 尚 军
责任编辑 尚 军
书籍设计 郭 淼
惠亦凡

人卫APP
获取海量医学学习资源

ISBN 978-7-117-36270-2

定 价：98.00 元